HEAD

Die schönsten Flechtfrisuren mit dem Haarband

BANDS

30 Anleitungen von

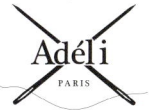

Adéli
PARIS

Fotografien von Armelle Kergall

Frisuren von
Clément Poiret-Demachy

Bassermann

VORWORT

Egal ob Ihnen Haarbänder sofort gefallen oder erst
später, ob Sie die Königin der Frisuren sind auf der Suche
nach neuen Ideen oder in Frisurendingen ganz und gar
unerfahren – dieses Buch ist für Sie!

Bevor wir Sie in die Kunst des Umgangs mit Haarbändern
einweihen, haben wir unser gesamtes Know-how,
verschiedenste Frisier-Techniken, sämtliche -Kniffe und
-Tricks, die wir im Laufe der Jahre gesammelt haben,
zusammengetragen.

Dieses Wissen vermitteln wir Ihnen in 30 verständlichen,
methodischen Anleitungen, die Ihnen dabei helfen werden,
unser Lieblingsaccessoire zu tragen.

Wir hatten dabei alle Typen von Frauen und sämtliche
Haarstile im Sinn: diejenigen, die zu ihrer Haarpracht stehen,
diejenigen, die ihr Haar abscheulich finden, die Jüngerinnen
des Einheitshaarschnitts und diejenigen, die ihre Frisuren
ständig abwandeln – wie Chamäleons die Farbe.

Wir hoffen, dass Sie sich dank unserer Anleitungen
mithilfe unserer Accessoires nach allen Regeln der Kunst
zurechtmachen können. Unser Anliegen? Dass Sie beim
Frisieren ebenso viel Spaß haben wie wir beim Konzipieren
dieses Buches.

Adélaïde und Lisa

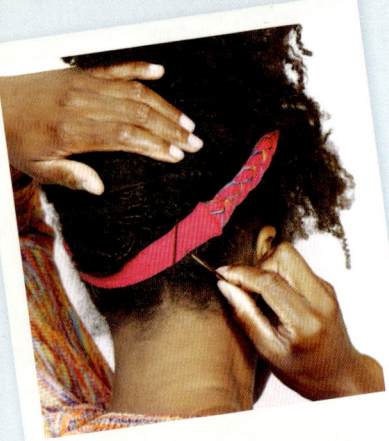

Das Wesentliche 16

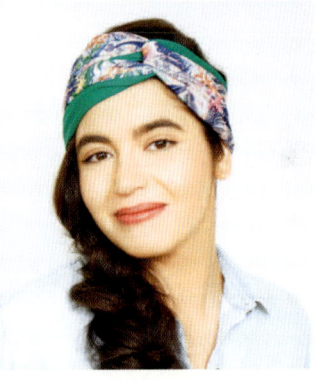

Geknoteter Zopf 38

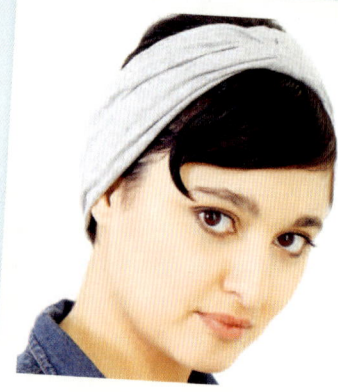

Hepburn-Pony 62

Fischgrätenzopf 26
Perfektionierter Pferdeschwanz 30
Dutt mit Duttkissen 32
Eingedrehter Dutt 36
Dutt mit Wellen 44
Kugel-Dutt aufgefrischt 50
Pferdeschwanz mit Glamour 58
Geflochtener Dutt 64
Banane 68

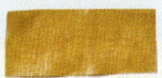

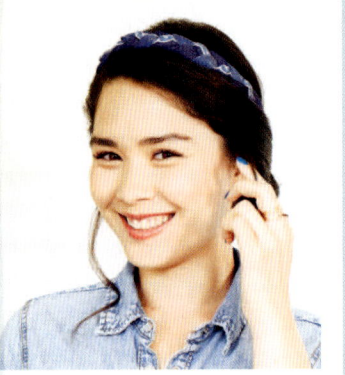

Klassische Rolle 24

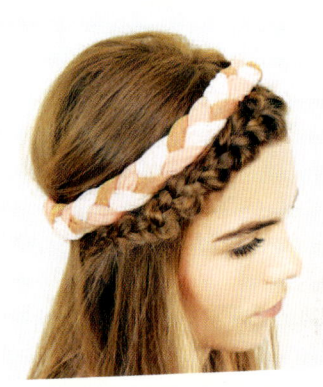

Flechtpony 106

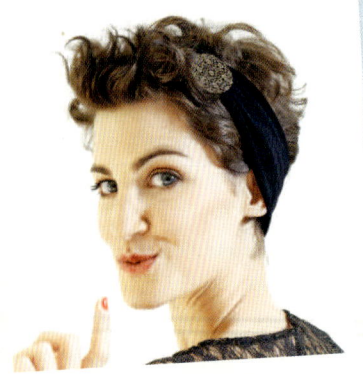

Bubikopf 48

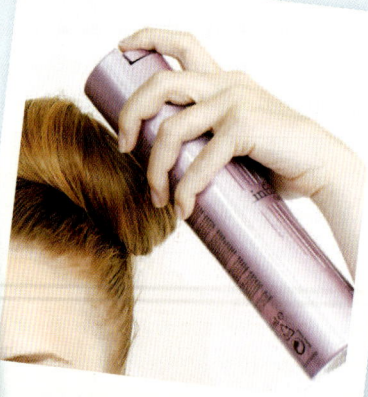

Produkte 20

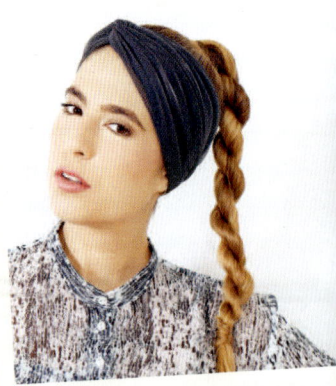

Kordelzopf 90

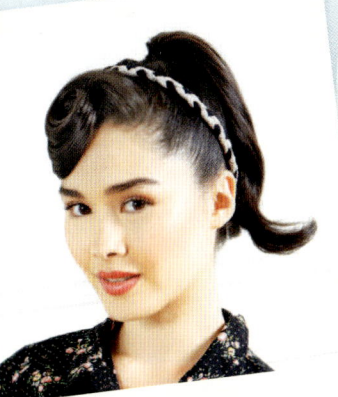

Victory Rolls   84

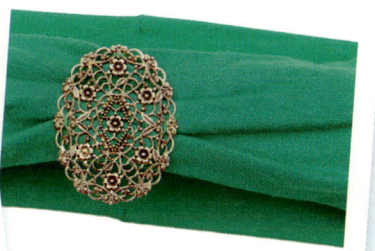

Haarbänder   12

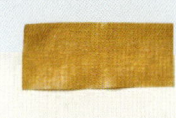

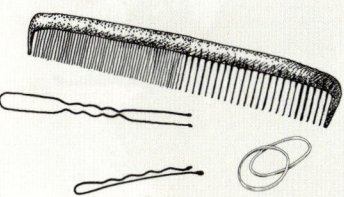

Wichtige
Accessoires
10

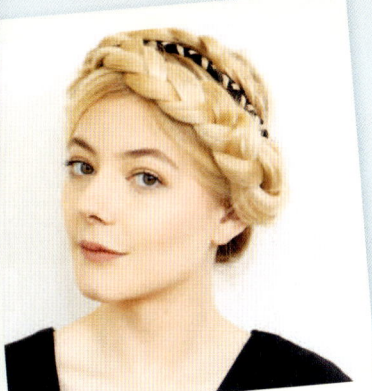

Zopfkrone   54

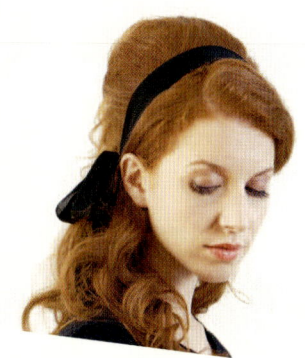

Bauschig à la Bardot   42

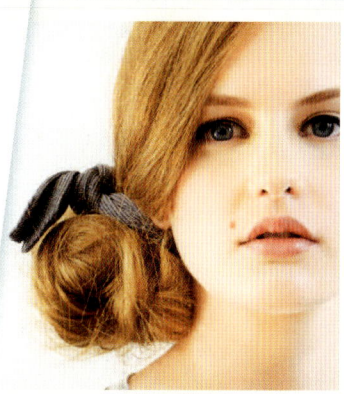

Macaron-Knoten   110

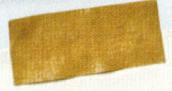

Dutt à la Bardot   76
Tiefer Knoten   80
Französischer Zopf   88
Haarknoten mit Band   94
Zopfknoten   98
Gatsby-Wellen   102
Föhnwelle California   104
Falscher Bob   112
Römisches Netz   116

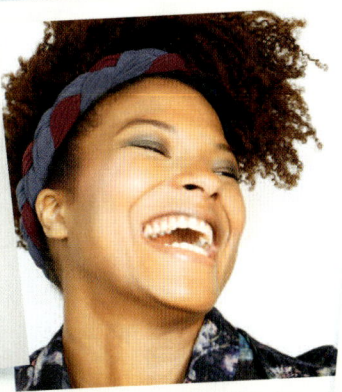

Lockenkrone   78

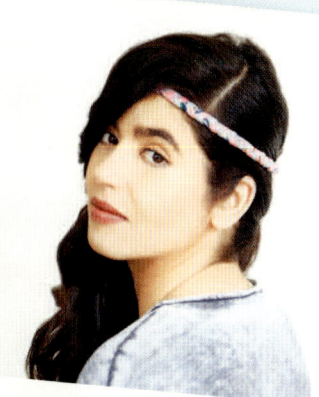

Side swept Hair   72

DIE
GRUNDLAGEN

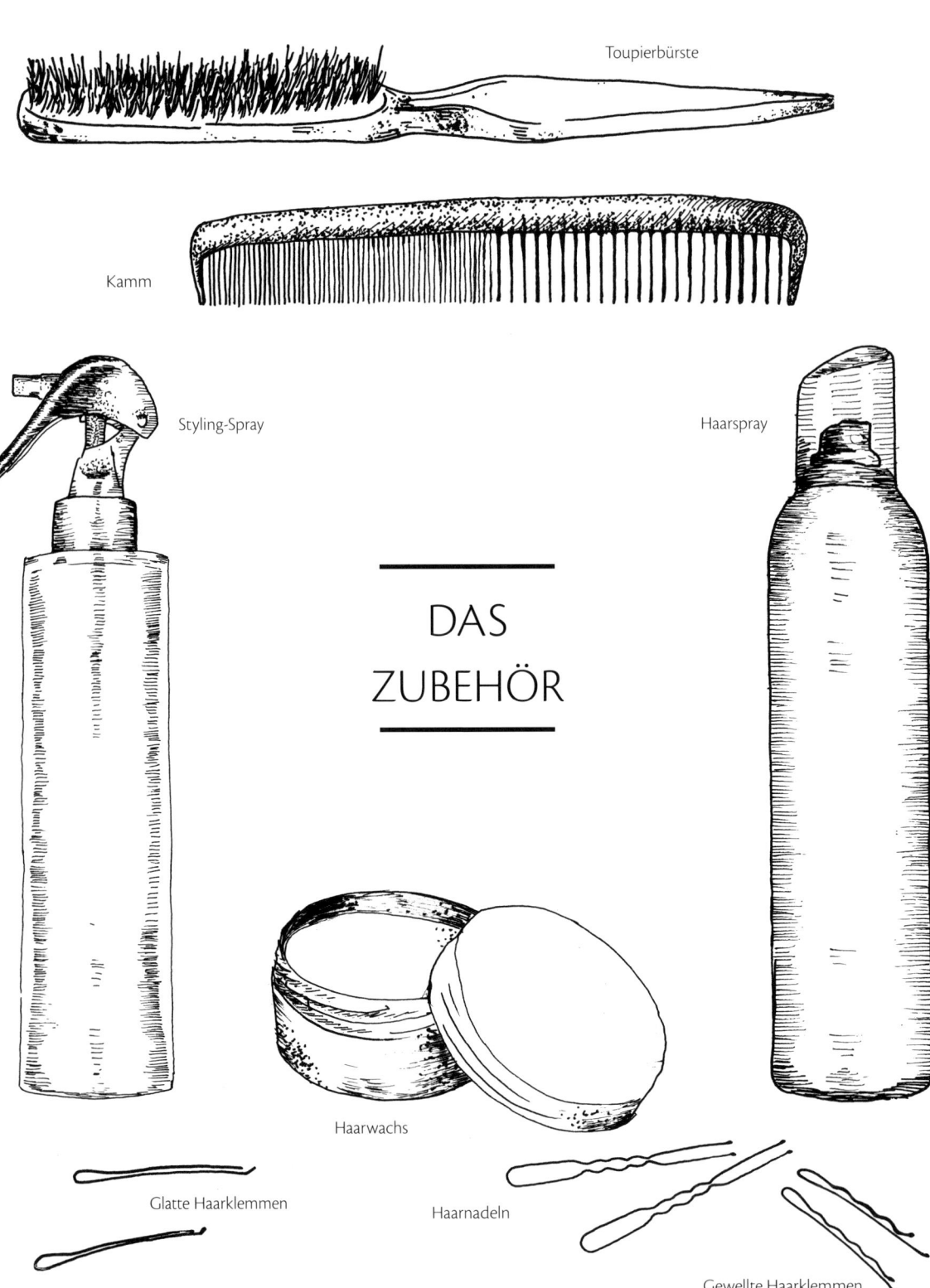

Toupierbürste

Kamm

Styling-Spray

Haarspray

DAS ZUBEHÖR

Haarwachs

Glatte Haarklemmen

Haarnadeln

Gewellte Haarklemmen

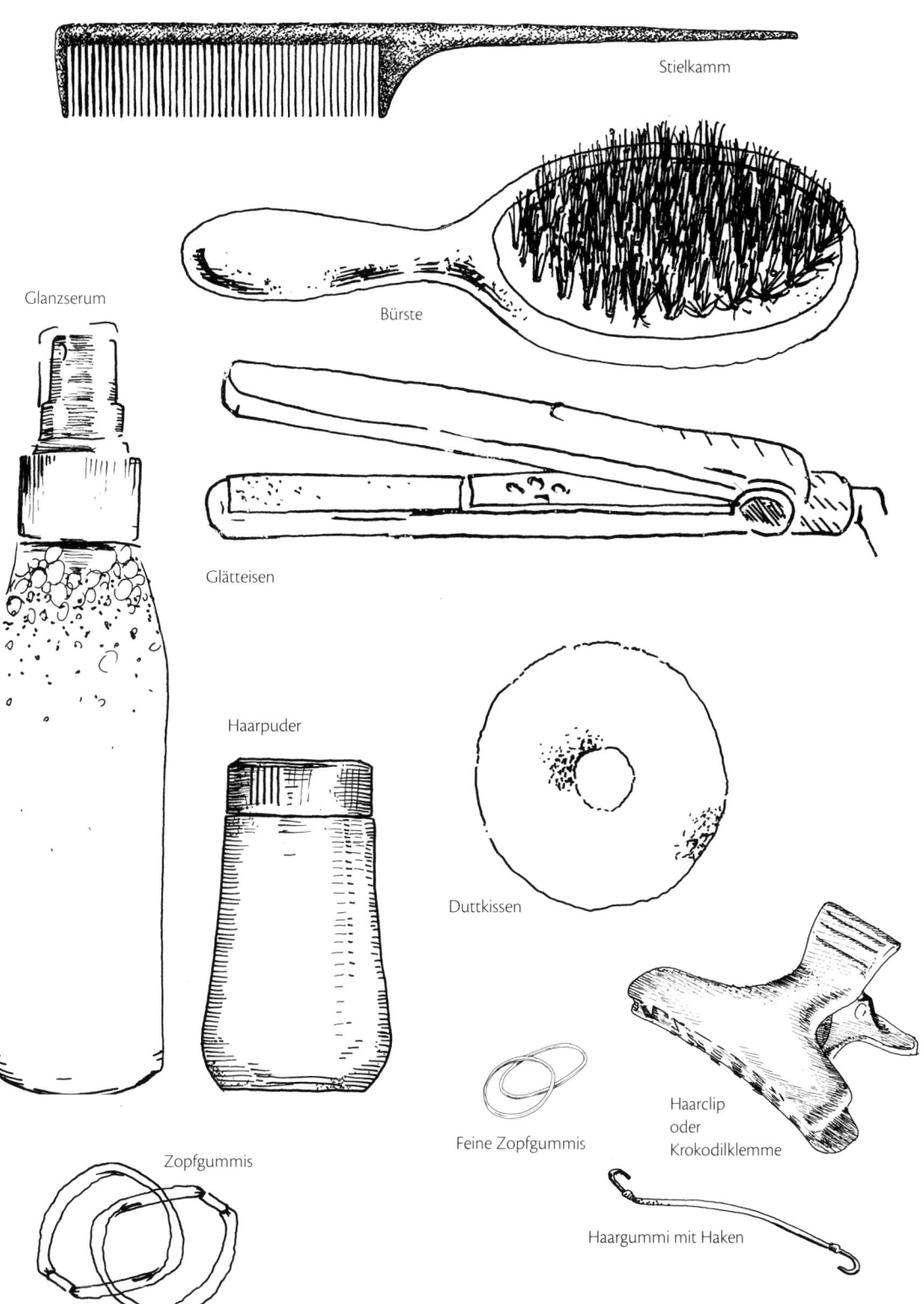

Stielkamm

Bürste

Glanzserum

Glätteisen

Haarpuder

Duttkissen

Haarclip
oder
Krokodilklemme

Feine Zopfgummis

Zopfgummis

Haargummi mit Haken

GEFLOCHTENE
HAARBÄNDER

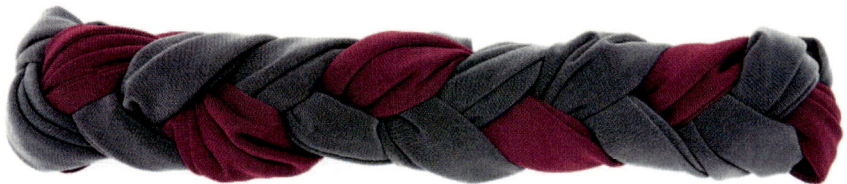

ANDREA – GEFLOCHTENES HAARBAND XXL
für die Frisur auf Seite 78

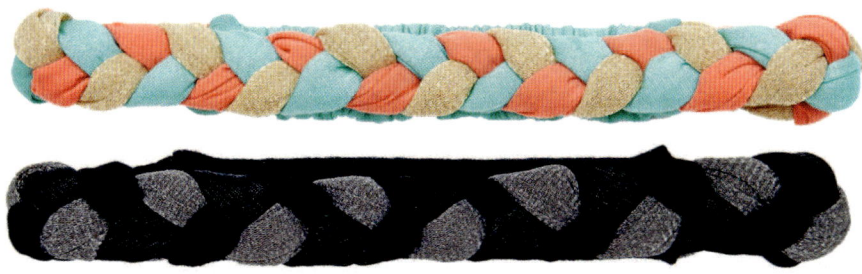

SYLVA – GEFLOCHTENES HAARBAND XL
für die Frisuren auf Seite 24, 26, 32, 38, 44, 72, 102, 104, 106 und 112

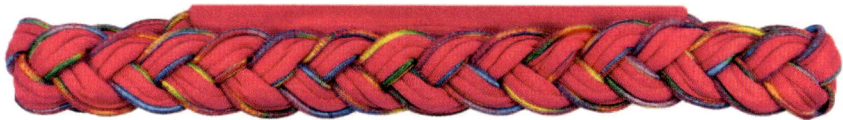

MILO – FLACH GEFLOCHTENES HAARBAND
für die Frisuren auf Seite 78 und 80

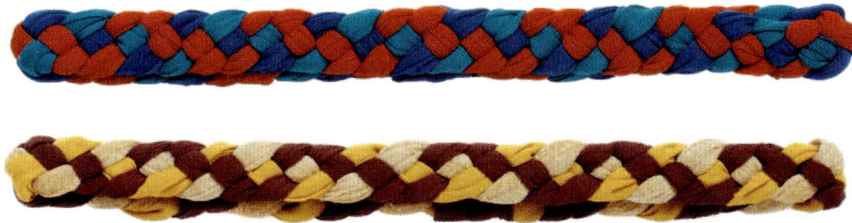

HANNA – FLECHTBAND AUS 4 STRÄNGEN
für die Frisuren auf Seite 44, 48, 54, 80, 84, 94, 102, 104, 106 und 112

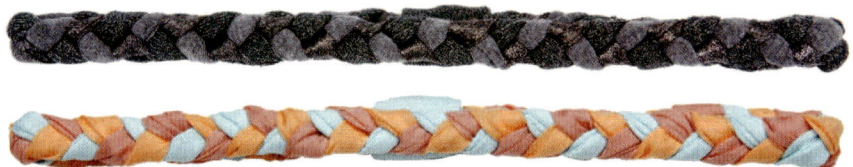

VALENTINA – SCHMALES FLECHTBAND
für die Frisuren auf Seite 36, 54, 72, 84 und 98

GLATTE HAARBÄNDER

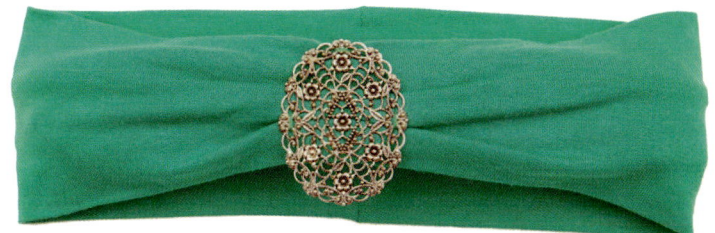

LOUBNA – HAARBAND MIT BROSCHE
für die Frisuren auf Seite 30, 48, 50, 58, 62, 68 und 98

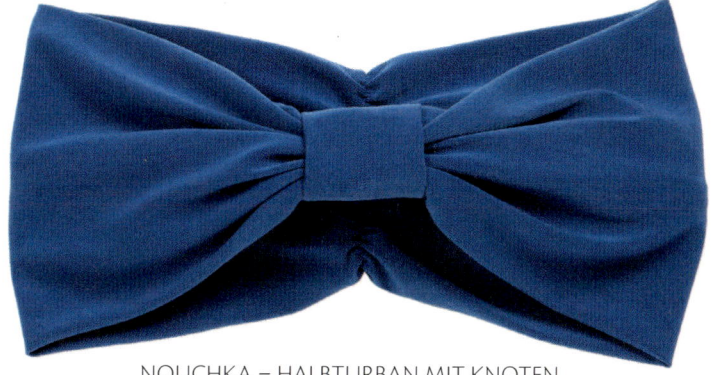

NOUCHKA – HALBTURBAN MIT KNOTEN
für die Frisuren auf Seite 50, 62 und 68

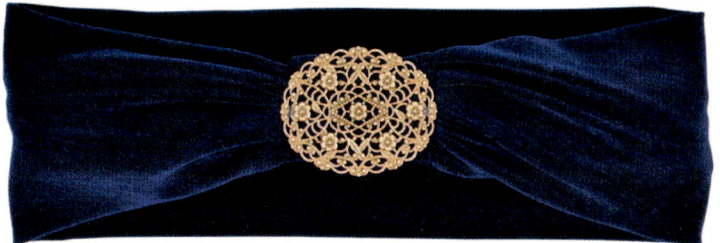

LOUNA – HAARBAND MIT BROSCHE
für die Frisuren auf Seite 30, 32, 36, 58 und 94

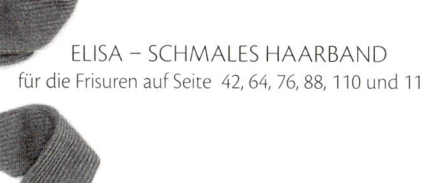

ELISA – SCHMALES HAARBAND
für die Frisuren auf Seite 42, 64, 76, 88, 110 und 116

MIRY – HALBTURBAN
für die Frisuren auf Seite 26, 38 und 90

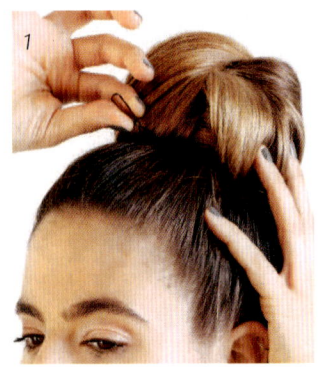

BACK
to BASICS

*Tipps und Tricks für
die perfekte Frisur*

① HAARNADELN RICHTIG EINSTECKEN

Fädeln Sie eine schmale Strähne des Dutts auf Ihre Haarnadel. Dann fädeln Sie einen Teil des Kopfhaars mit auf. Schieben Sie die Nadel mit einer Vierteldrehung unter den Dutt. Verwenden Sie Haarnadeln mit Plastikenden, sie schonen das Haar.

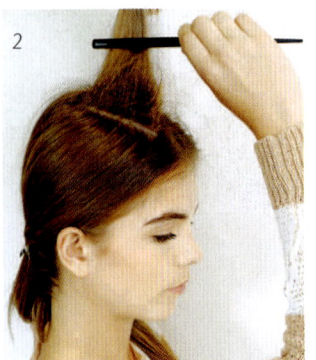

② TOUPIEREN

Nehmen Sie einen Stielkamm und teilen Sie eine breite Strähne ab. Halten Sie diese hoch über den Kopf und schieben Sie die Haare mit dem Kamm in kleinen Strichen Richtung Wurzel. Damit das Ganze nach dem Toupieren wieder glatt aussieht, bürsten Sie vorsichtig über die Oberfläche der toupierten Strähne.

③ DAMIT DIE HAARE NICHT ZU BERGE STEHEN

Wenn Sie sich frisieren, passiert es gern, dass das Haar sich elektrostatisch auflädt. Das vermeiden Sie, indem Sie etwas Haarspray auf Ihre Bürste sprühen.

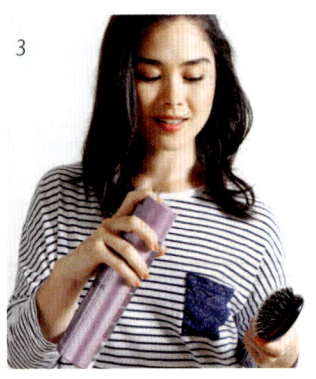

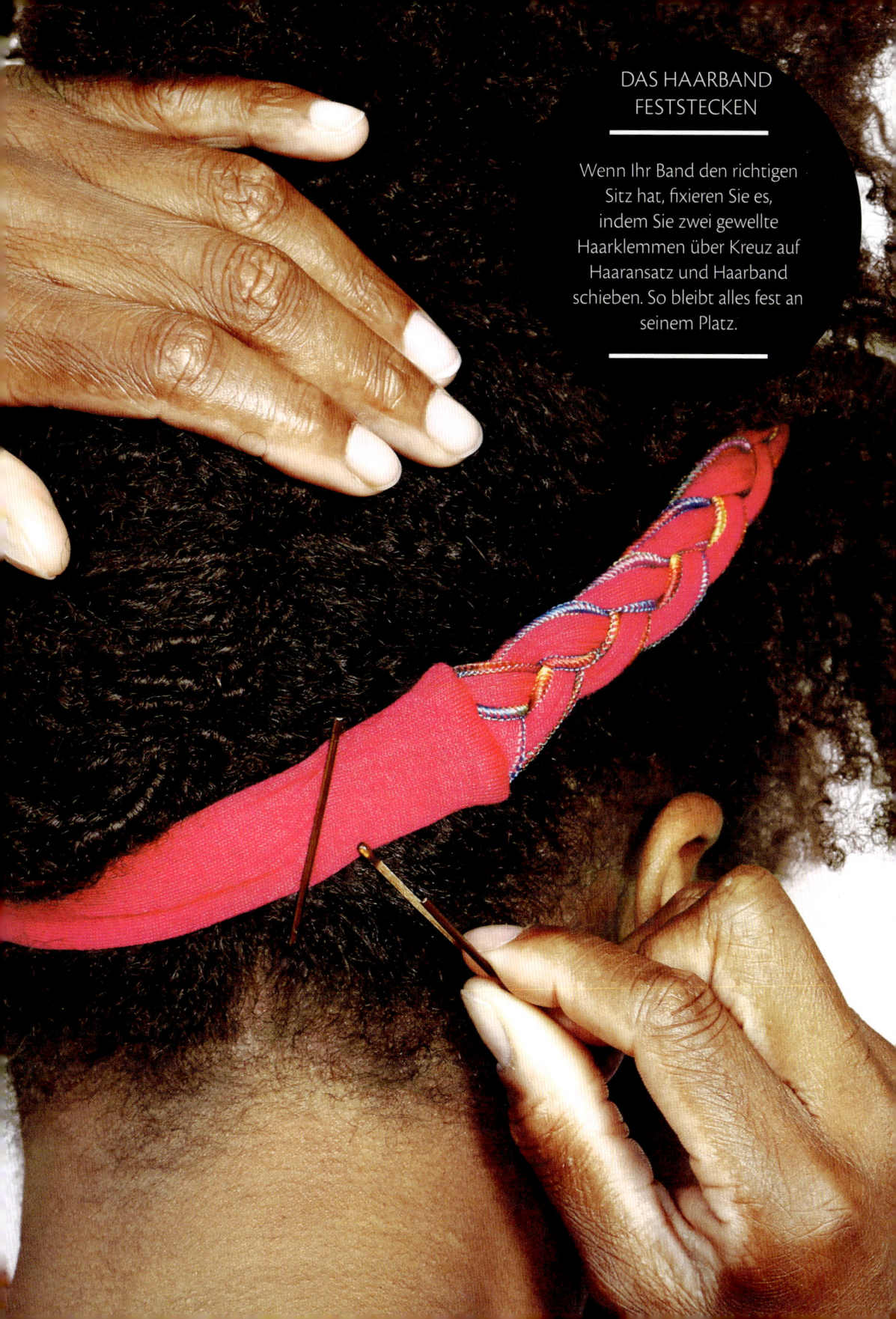

DAS HAARBAND FESTSTECKEN

Wenn Ihr Band den richtigen Sitz hat, fixieren Sie es, indem Sie zwei gewellte Haarklemmen über Kreuz auf Haaransatz und Haarband schieben. So bleibt alles fest an seinem Platz.

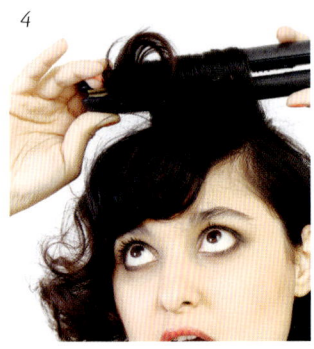

④ LOCKEN MIT DEM GLÄTTEISEN

Sprühen Sie großzügig Hitzeschutzspray auf Ihr Haar. Teilen Sie je nach gewünschter Lockengröße kleine oder größere Strähnen ab. Setzen Sie das Glätteisen auf halber Haarlänge an, rollen Sie die erste Strähne einmal um den unteren Arm des Eisens und schließen sie es locker. Dann drehen Sie das Eisen und ziehen es langsam, gleichmäßig zu den Haarspitzen: Die erste Locke entsteht.

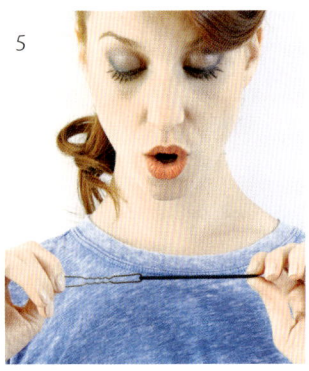

⑤ HAARGUMMIS MIT HAKEN BASTELN

Haarbinder enden in zwei Haken. Hakt man die ins Haar, halten sie die Frisur den ganzen Tag! Sie sind einfach zu handhaben, beschädigen das Haar nicht und eignen sich für jeden Haartyp, insbesondere jedoch für dickes Haar. Um den Haarbinder zu befestigen, nehmen Sie das Haar zu einem Pferdeschwanz zusammen, haken den ersten Haken in den Haaransatz und wickeln den Gummi um den Pferdeschwanz. Halten Sie das Haar dabei gut fest. Wenn Sie das Gefühl haben, dass der Schwanz optimal hält, haken Sie den zweiten Haken an seinen Ansatz. Wenn Sie keinen Haarbinder haben, basteln Sie sich einen: Nehmen Sie einen Haargummi ohne Metall und eine Haarnadel. Fädeln Sie die Nadel durch den Gummi und die Sache ist geritzt.

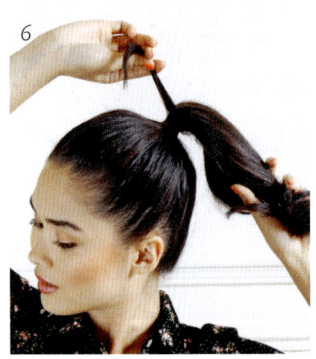

⑥ DEN HAARGUMMI VERSTECKEN

Um den Haargummi zu verbergen, teilen Sie eine Strähne ab und wickeln sie um das Gummiband. Fixieren Sie die Strähne mit einer Haarnadel und einem Spritzer Haarspray.

⑦ VOLUMEN IN DEN ZOPF BRINGEN

Damit ein geflochtener Zopf kräftiger wirkt, ziehen Sie vorsichtig an beiden Seiten. So lockern Sie ihn auf und er gewinnt an Volumen.

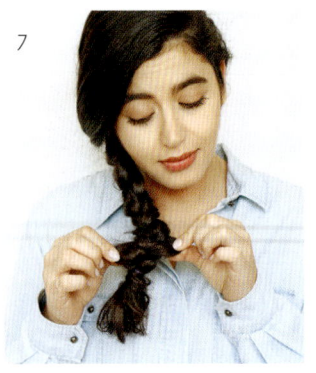

⑧ KEIN GUMMI FÜR DEN ZOPF?

Wenn Sie keinen Haargummi verwenden wollen, toupieren Sie das Zopfende kräftig auf. Wickeln Sie eine Strähne um das Zopfende und stecken Sie sie mit einer dünnen Haarnadel fest. Knicken Sie die Enden der Nadel um, damit sie sich nicht mehr bewegt.

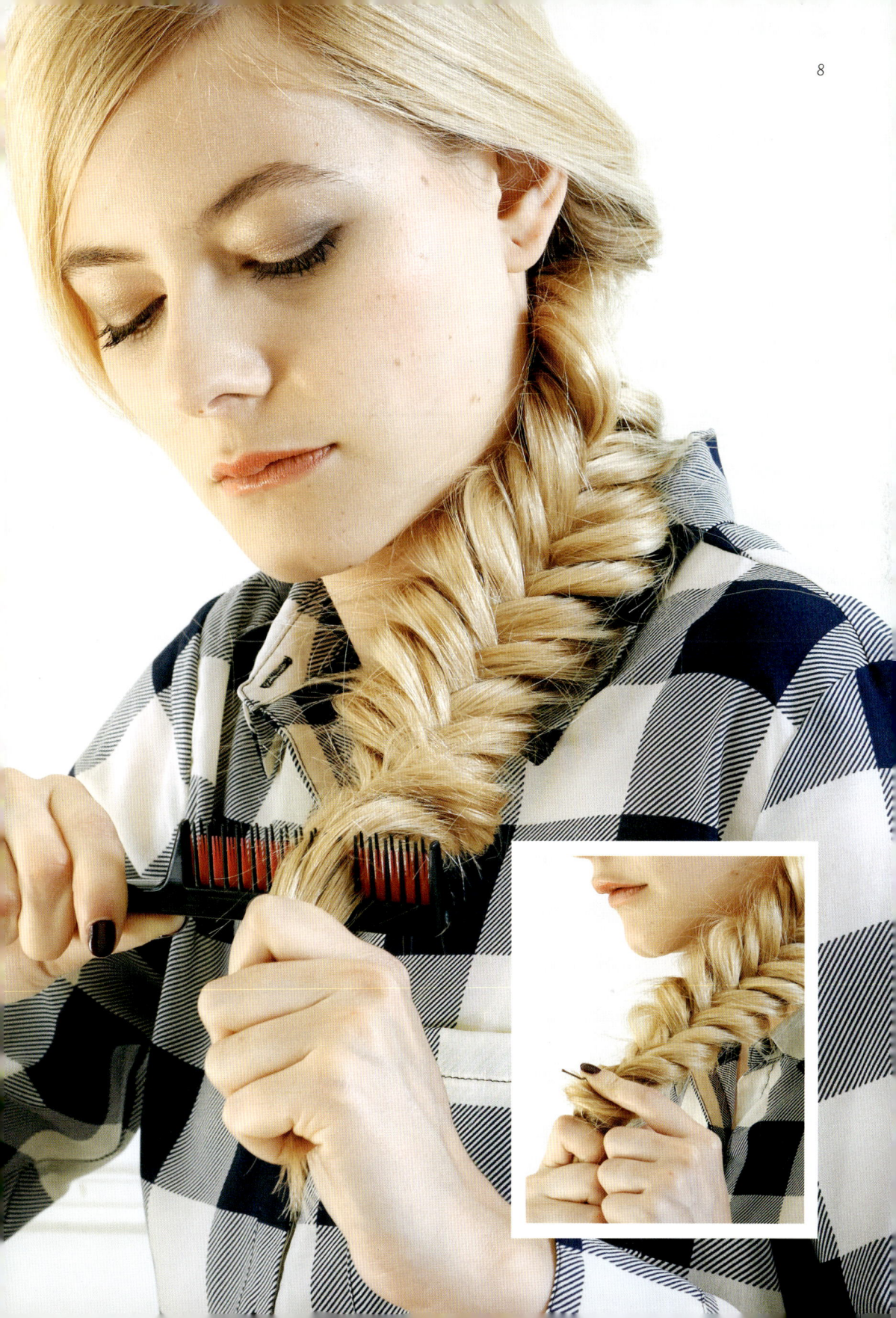

DIE PRODUKTE

Haarspray

Unabdingbar beim Frisieren ist Haarspray. Man nutzt es für das Finish, den Halt und den Glanz. Wählen Sie ein stärkeres oder schwächeres Spray, je nachdem, welchen Effekt Sie erzielen wollen, vor allem aber achten Sie darauf, dass es sich mit wenigen Bürstenstrichen ausbürsten lässt. Die Anwendung? Sprühen Sie es aus mindestens 20 Zentimetern Abstand in Kreisen leicht auf Ihr Haar.

Styling-Spray

Im Unterschied zum Haarspray ist Styling-Spray flüssig und dicker. Es ist Ihr bester Gehilfe, um Ihre Haarstruktur zu stärken oder eine Bewegung festzuhalten, ohne sie steif wirken zu lassen. Richtig angewendet, sprühen Sie das Styling-Spray aus gut zehn Zentimetern Abstand auf das Haar. Wählen Sie ein speziell auf Ihren Haartyp und Ihre Bedürfnisse abgestimmtes Produkt.

Beach Style mit Salz-Spray

Hoch im Kurs steht das Salz-Spray, denn es strukturiert und wellt das Haar, als käme man geradewegs vom Surfen. Das Spray umhüllt das Haar und sorgt für Volumen. Auf feuchtem oder trockenem Haar aufsprühen. Dann das Haar zwischen den Fingern durchkneten, bis seine natürlichen Wellen zum Vorschein kommen. Trocknen lassen.

Haarpuder für die Textur

Anders als Spray und viele Styling-Produkte gibt Haarpuder dem Haar Volumen und Fülle, ohne es zu beschweren. Es eignet sich ideal für feines Haar, gibt der Frisur Struktur, aber festigt sie nicht. Sparsam direkt aufs Haar pudern, jedoch nie auf die Wurzeln. Sie können es auch auf die Handflächen geben, verreiben und mit den Fingern im Haar verteilen. So erreichen Sie ein mattes Finish und einen perfekt zerzausten Auftritt.

Glanzserum

Ein Glanzserum nährt das Haar und sorgt nebenbei für Brillanz. Es macht das Haar weich, schützt es vor Trockenheit oder Kälte und verhindert Gekräusel. Es eignet sich ideal für trockenes Haar mit spröden Spitzen, tut aber jedem Haartyp gut. Massieren Sie einige Tropfen in das trockene Haar, insbesondere in die Spitzen.

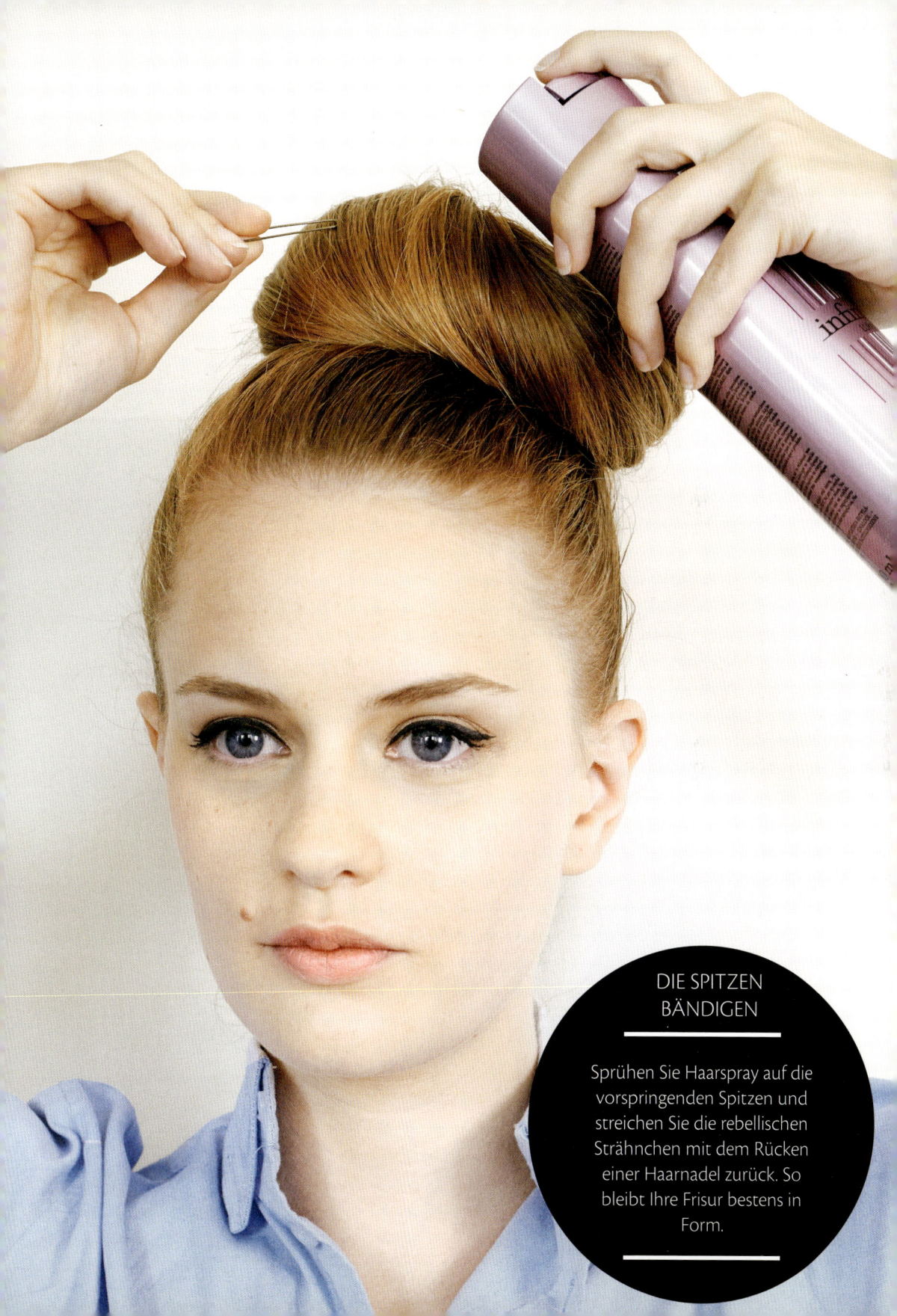

DIE SPITZEN BÄNDIGEN

Sprühen Sie Haarspray auf die vorspringenden Spitzen und streichen Sie die rebellischen Strähnchen mit dem Rücken einer Haarnadel zurück. So bleibt Ihre Frisur bestens in Form.

DIE
ANLEITUNGEN

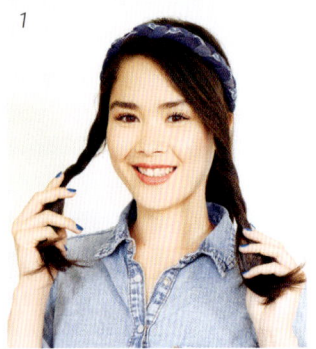

KLASSISCHE ROLLE

Sylva – Geflochtenes Haarband XL

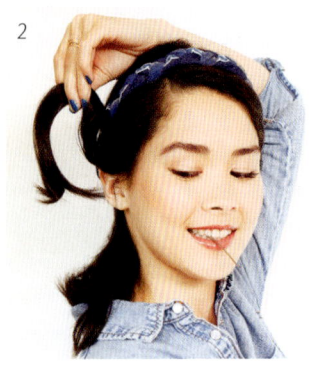

① Teilen Sie vorne am Oberkopf zwei Partien ab und schieben Sie das Haarband über den Hinterkopf.

② Nehmen Sie die abgeteilten Strähnen, rollen Sie sie über die Finger ein und stecken Sie sie hinter dem Haarband mit glatten Haarklemmen fest.

③ Machen Sie dasselbe mit den Haaren am Hinterkopf. Rollen Sie sie über den Zeigefinger nach außen und stecken Sie sie über dem Haarband fest.

④ Wer es etwas wilder mag, zupft ein paar Strähnen rund ums Gesicht wieder heraus.

Trick

Für mehr Fülle toupieren Sie das Haar auf, bevor Sie es feststecken.

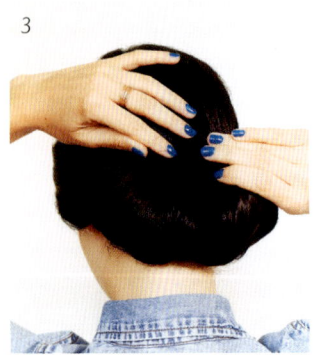

Schwierigkeitsgrad

Accessoires

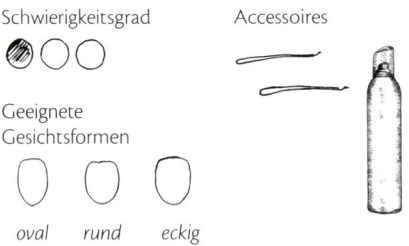

Geeignete Gesichtsformen

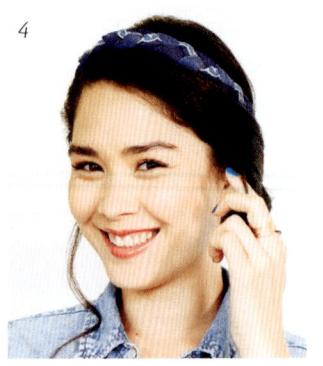

oval   rund   eckig

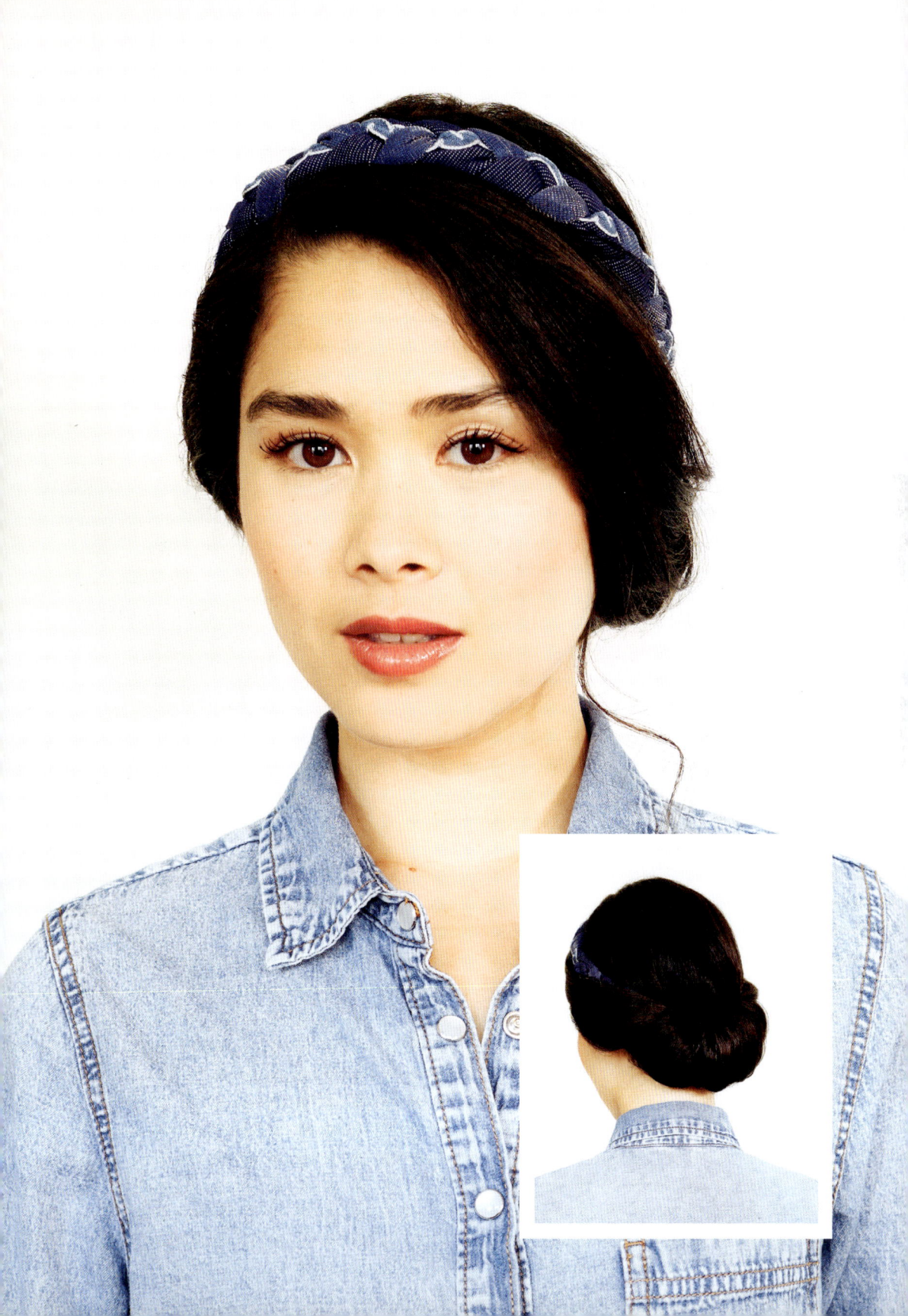

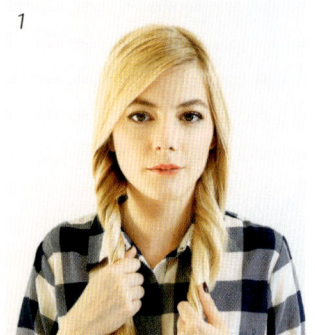

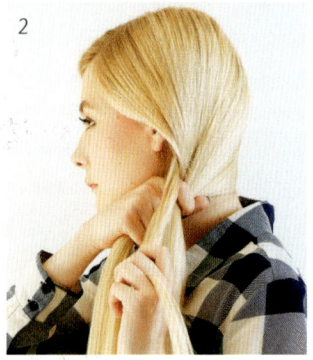

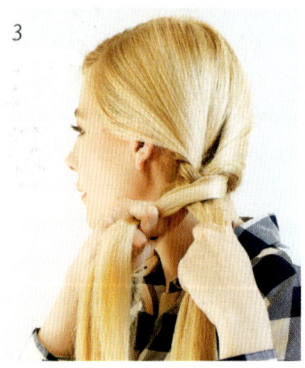

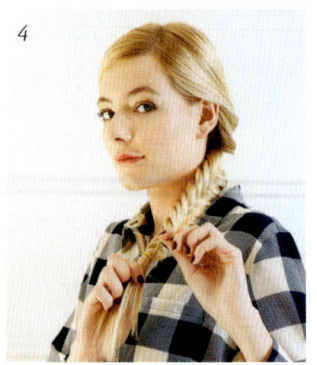

Für langes Haar

FISCHGRÄTEN-ZOPF

*Sylva – Geflochtenes Haarband XL
oder Miry-Halbturban*

① Teilen Sie Ihr Haar seitlich in zwei Partien.

② Nehmen Sie eine dünne Strähne von der Außenseite der hinteren Partie, legen Sie sie auf die Innenseite der vorderen Partie und fassen sie beides zusammen. Dann nehmen Sie vom vordersten Teil der vorderen Partie eine dünne Strähne und schlagen sie zurück zur hinteren Partie, wiederum zusammenfassen.

③ Wiederholen Sie diese Bewegungen. Je dünner die Strähnen sind, desto graziler wird Ihr Zopf.

④ Fixieren Sie das Zopfende mit einem Gummi, den Sie mit einer Haarsträhne umwickeln und so verstecken.

Schwierigkeitsgrad   Accessoires

Geeignete
Gesichtsformen

oval   rund   eckig

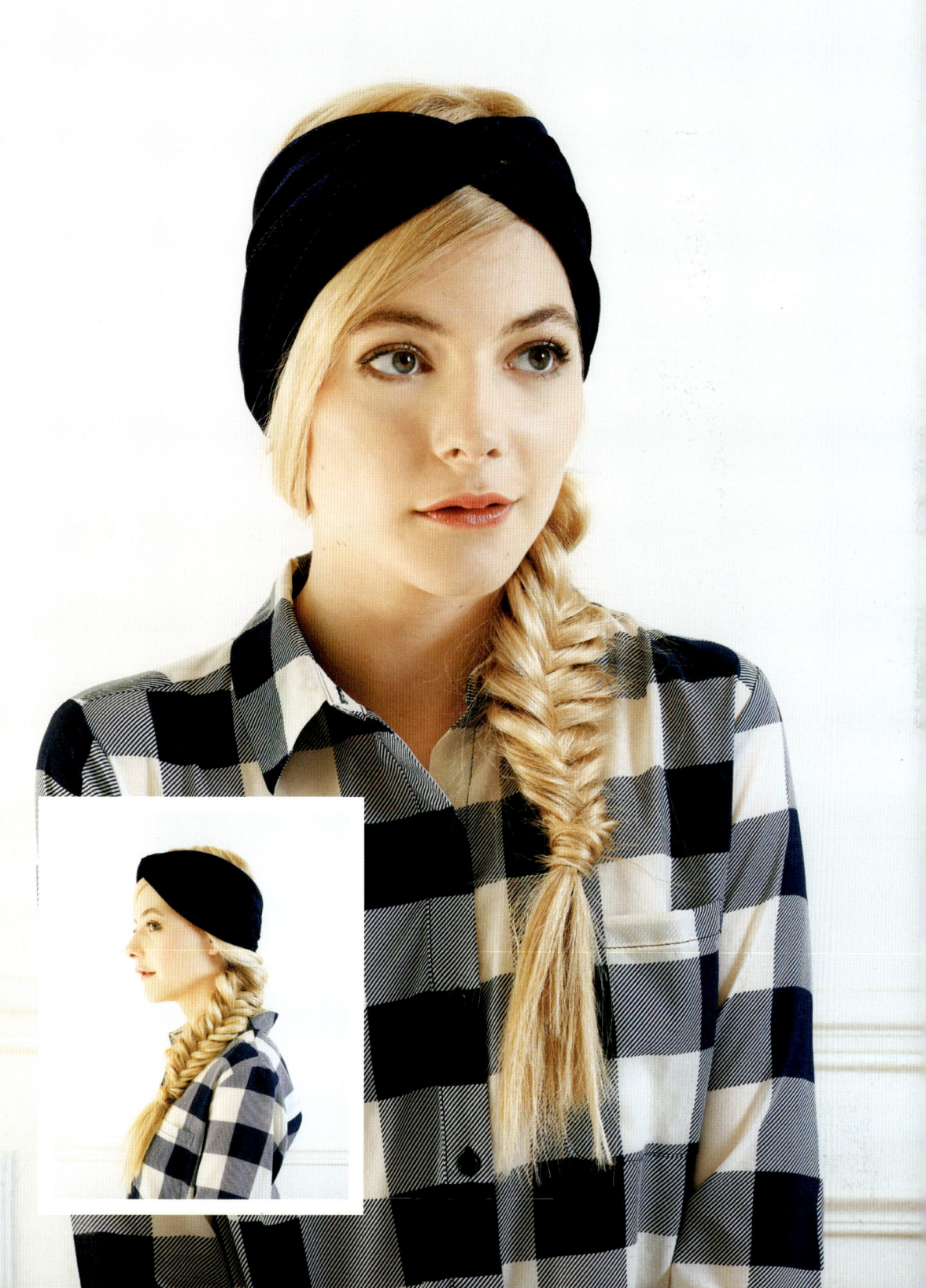

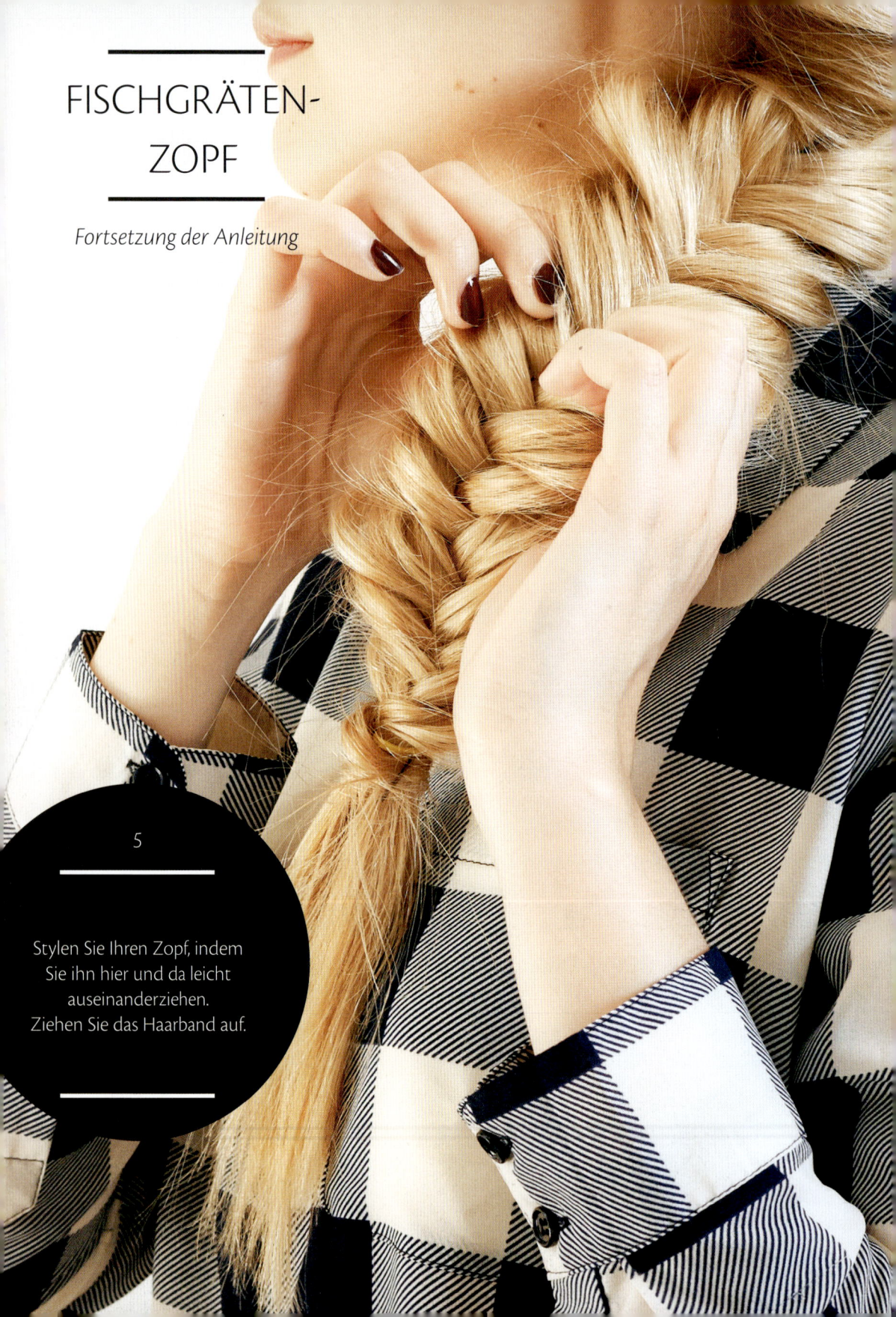

FISCHGRÄTEN-ZOPF

Fortsetzung der Anleitung

5

Stylen Sie Ihren Zopf, indem Sie ihn hier und da leicht auseinanderziehen. Ziehen Sie das Haarband auf.

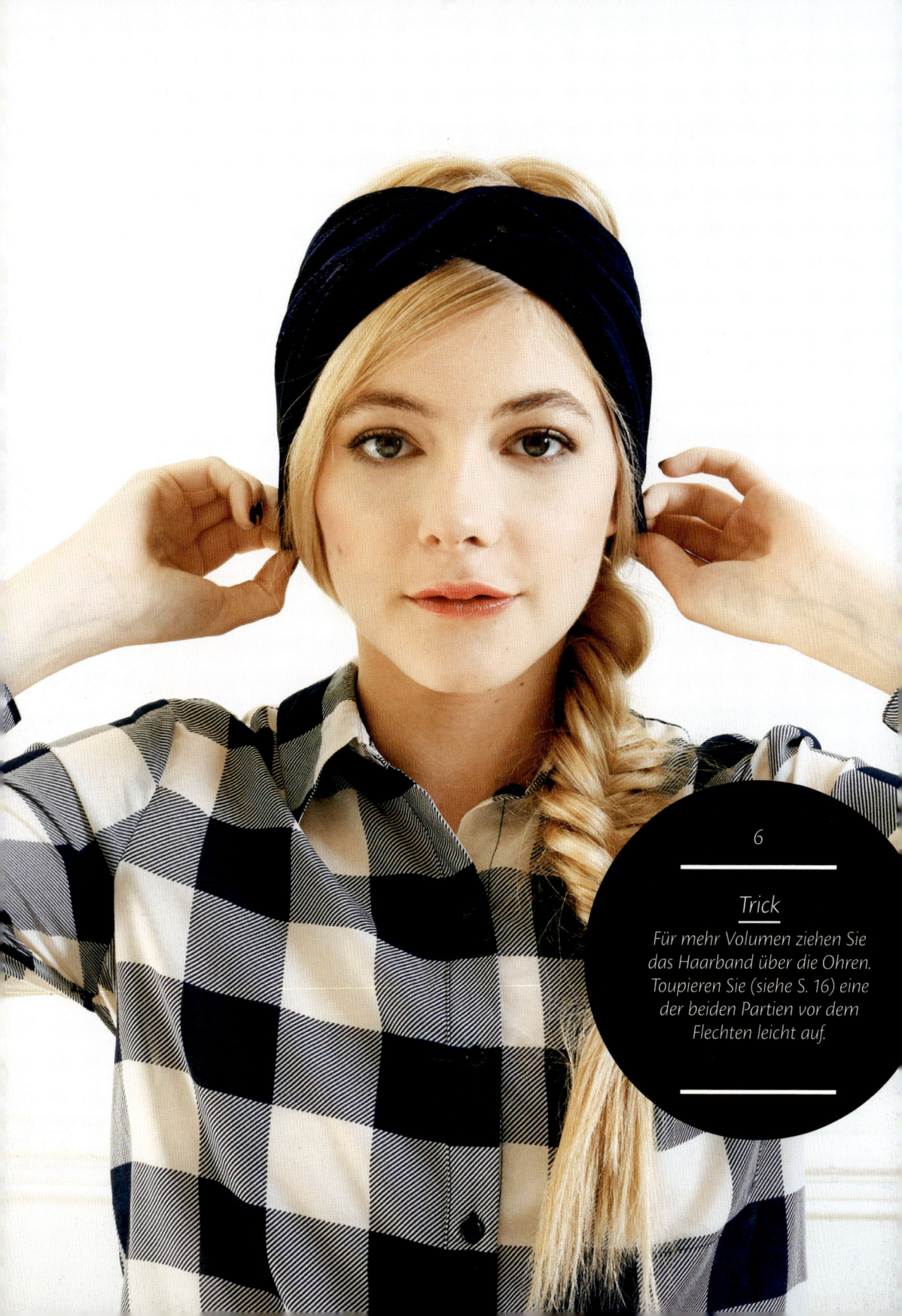

6

Trick

Für mehr Volumen ziehen Sie
das Haarband über die Ohren.
Toupieren Sie (siehe S. 16) eine
der beiden Partien vor dem
Flechten leicht auf.

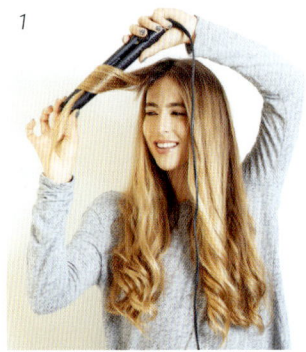

1

PERFEKTIONIERTER PFERDESCHWANZ

Loubna oder Louna – Haarband mit Brosche

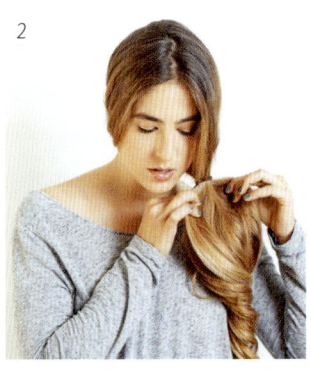

2

① Ziehen Sie mit dem Glätteisen Locken (siehe S. 18) in die untere Hälfte Ihres Haars. Danach kneten Sie Ihr Haar kopfüber mit den Fingern durch und fixieren die so erreichte Fülle mit etwas Haarspray.

② Binden Sie den Pferdeschwanz mit einem Haarbinder auf Nackenhöhe seitlich zusammen.

③ Mit Glanzserum definieren Sie die Locken weiter.

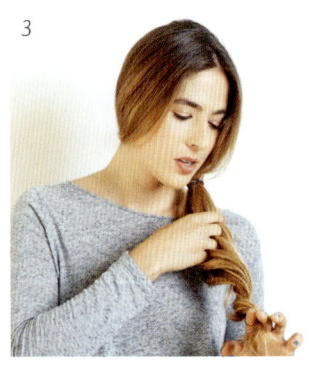

3

④ Wickeln Sie das Haarband um den Haarbinder.

Trick

Für den Strand-Effekt toupieren Sie (siehe S. 16) einige Strähnen etwas an und flechten weitere Strähnen. Fixieren Sie das Ganze mit Salz-Spray.

Schwierigkeitsgrad

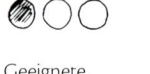

Accessoires

Geeignete Gesichtsformen

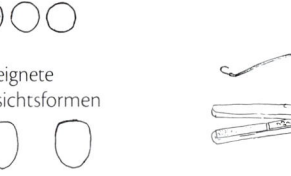

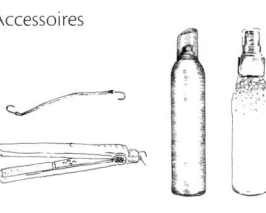

oval   eckig

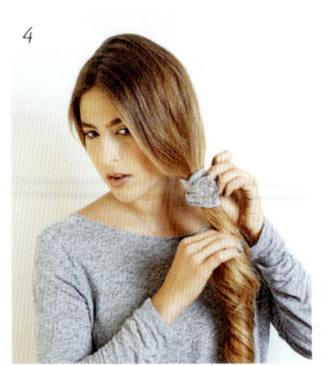

4

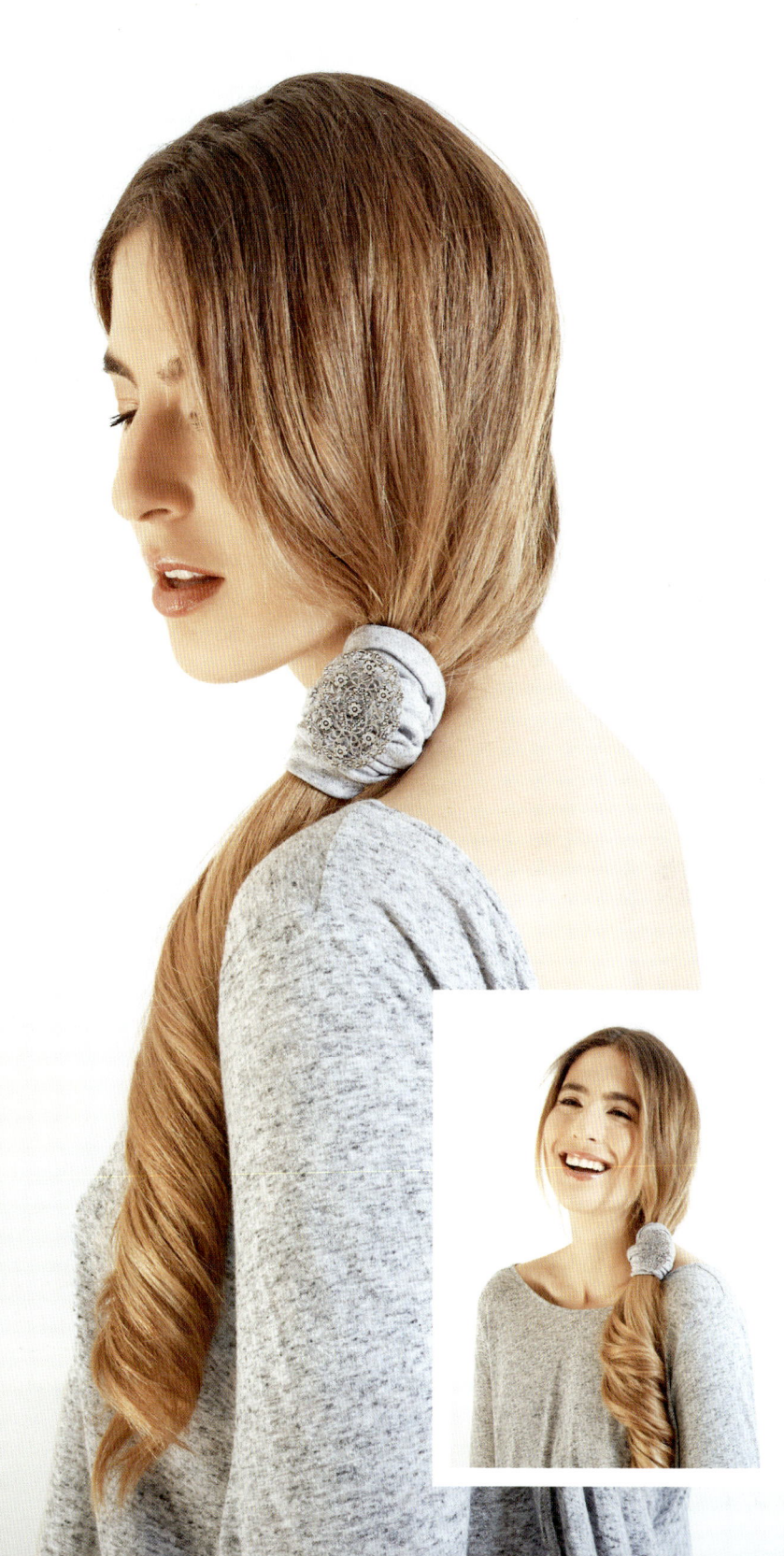

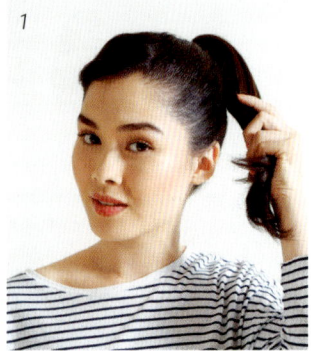

DUTT
MIT DUTTKISSEN

Sylva – Geflochtenes Haarband XL
oder Louna – Haarband mit Brosche

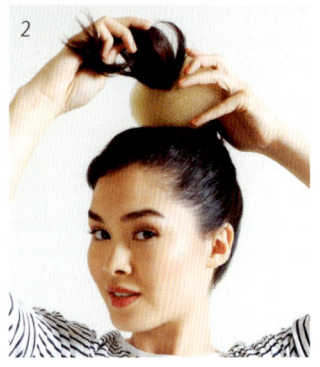

① Binden Sie Ihr Haar zu einem hoch sitzenden Pferdeschwanz zusammen.

② Ziehen Sie das Duttkissen darüber und schieben Sie es bis an den Kopf.

③ Schlagen Sie das Haar des Pferdeschwanzes um das Kissen, bis es an allen Stellen bedeckt ist.

④ Stecken Sie das Haar mit Haarnadeln unter dem Duttkissen fest.

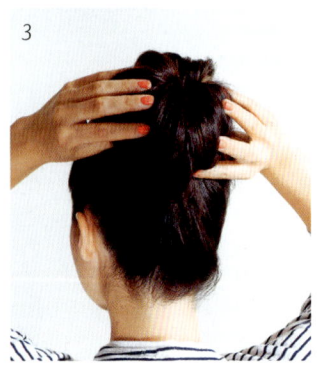

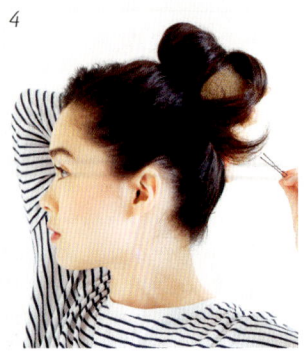

Schwierigkeitsgrad

Geeignete Gesichtsformen

oval   rund

Accessoires

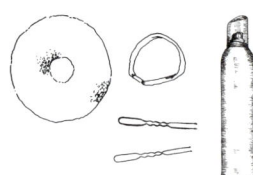

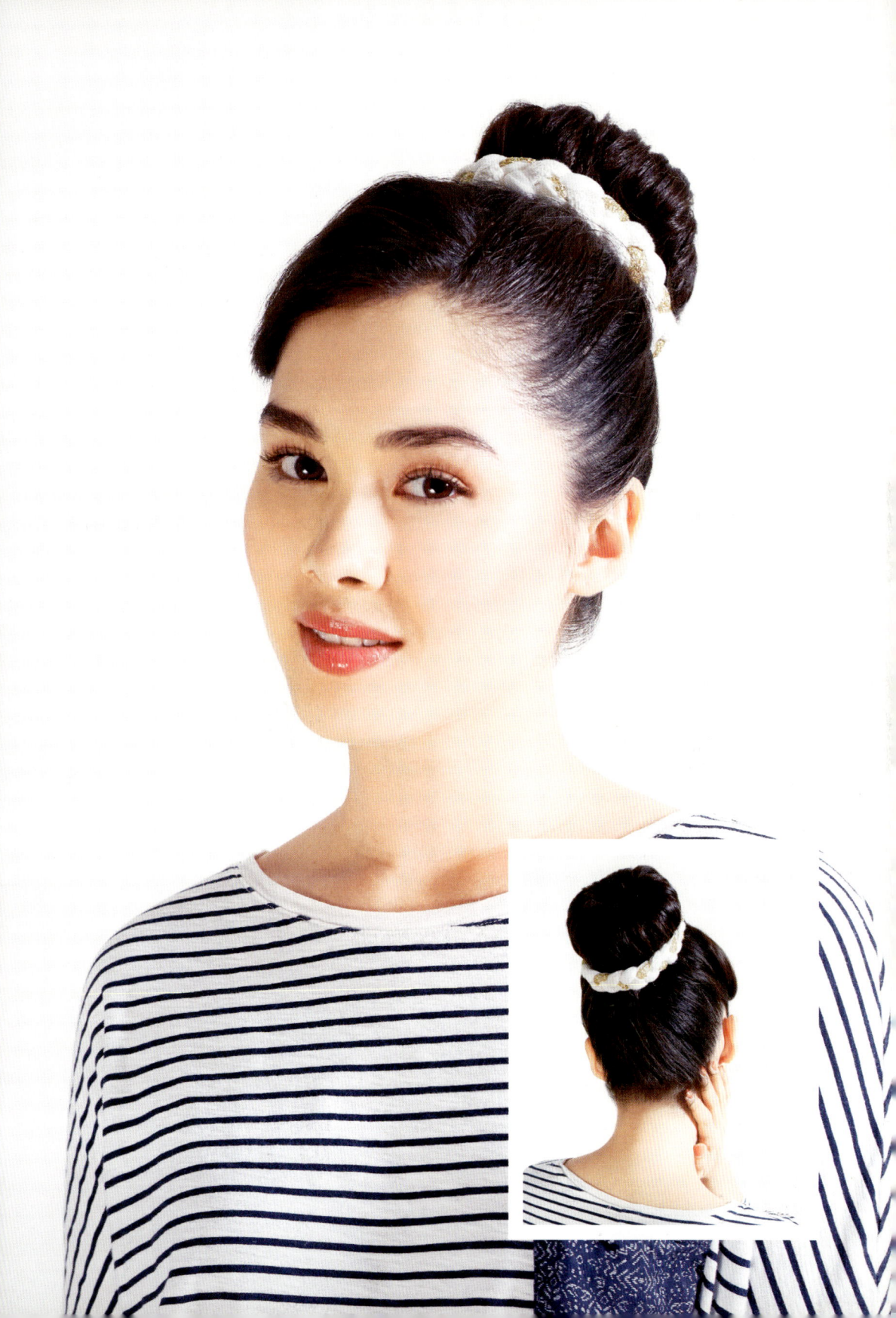

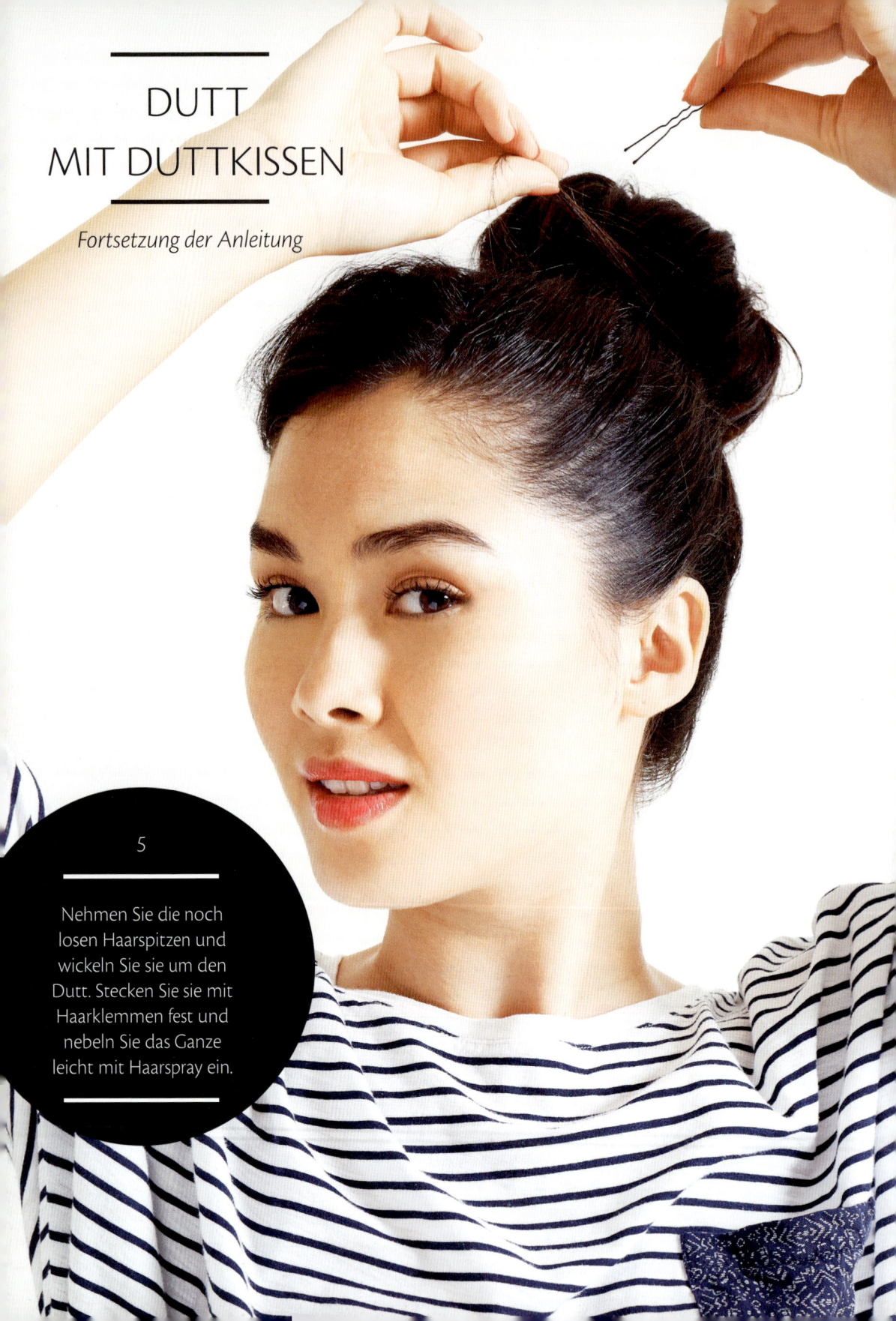

DUTT
MIT DUTTKISSEN

Fortsetzung der Anleitung

5

Nehmen Sie die noch losen Haarspitzen und wickeln Sie sie um den Dutt. Stecken Sie sie mit Haarklemmen fest und nebeln Sie das Ganze leicht mit Haarspray ein.

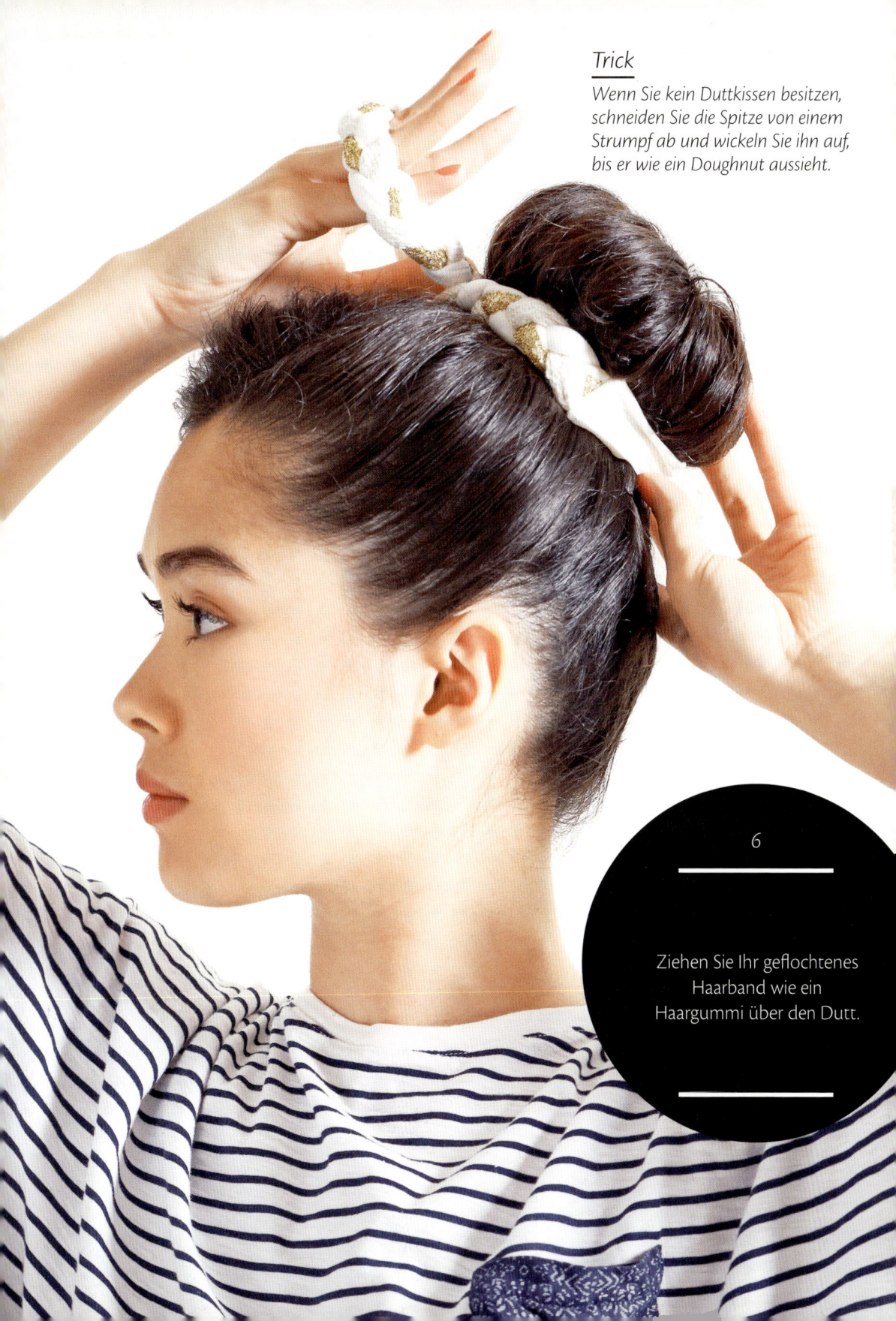

6

Ziehen Sie Ihr geflochtenes Haarband wie ein Haargummi über den Dutt.

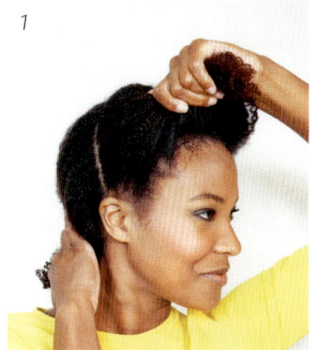

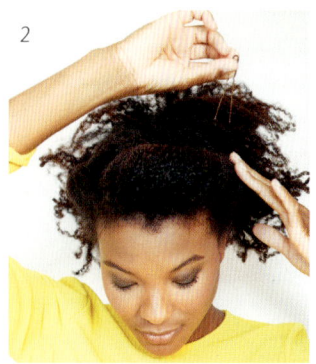

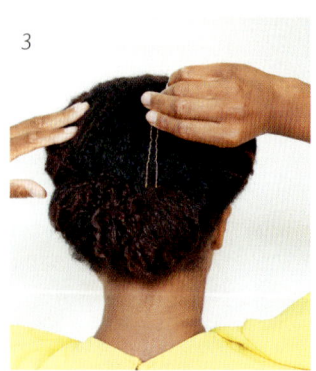

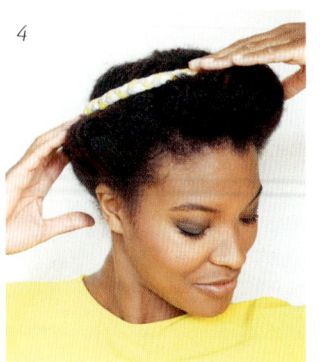

Für mittellanges bis langes Haar

EINGEDREHTER DUTT

---

*Louna – Haarband mit Brosche oder
Valentina – schmales Flechtband*

① Ziehen Sie einen Scheitel quer über den Kopf von Ohr zu Ohr.

② Schlagen Sie die vordere Partie ein und stecken Sie sie mit Haarnadeln fest.

③ Nun schlagen Sie die hintere Partie zu einem niedrig sitzenden Dutt ein, den Sie mit Haarklemmen fixieren.

④ Legen Sie das Haarband wie eine Krone auf den Kopf und stecken Sie es mit Klemmen fest.

Trick

Lust auf weitere Varianten? Flechten Sie die Partien zu Zöpfen anstatt sie einzuschlagen. So erhalten Sie einen unkonventionellen Look.

Schwierigkeitsgrad

Accessoires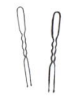

Geeignete
Gesichtsformen

oval   rund   eckig

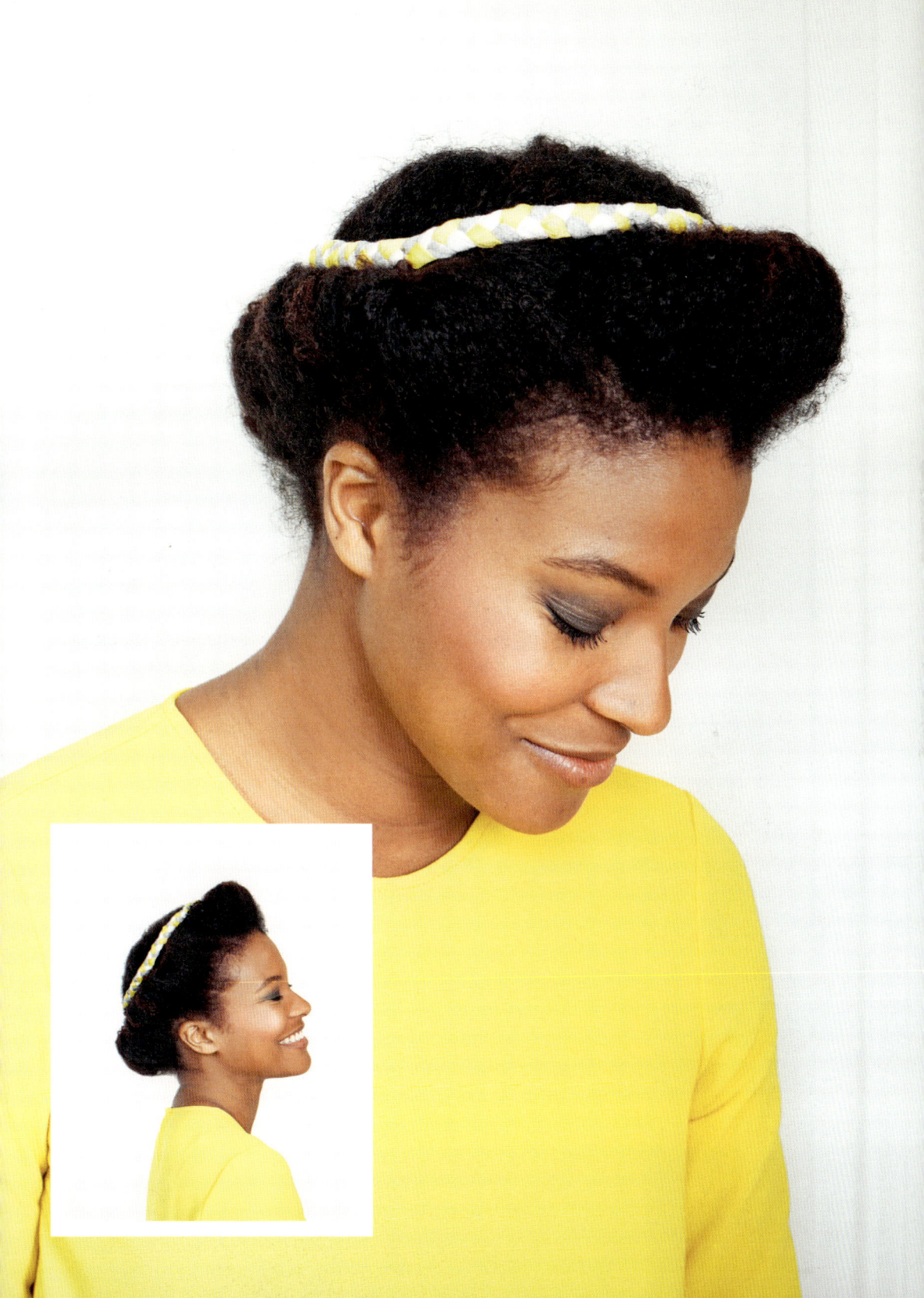

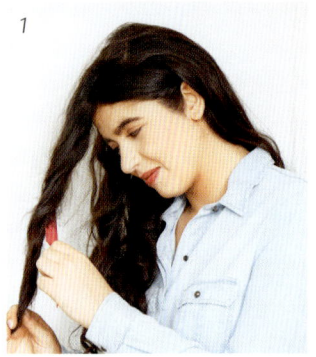

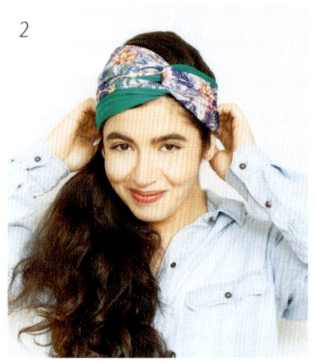

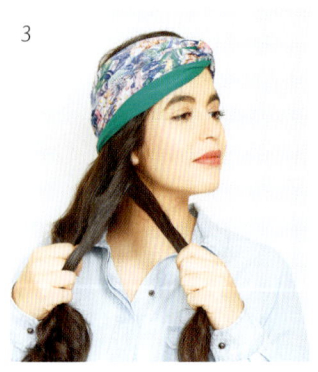

Für mittellanges bis langes Haar

GEKNOTETER ZOPF

Miry – Halbturban oder
Sylva – Geflochtenes Haarband XL
ggfs. Elisa – schmales Haarband (siehe Tricks)

① Bereiten Sie das Haar vor, indem Sie mit dem Glätteisen Locken ziehen (siehe S. 18) und anschließend einige Strähnen toupieren (siehe S. 16).

② Ziehen Sie das Haarband in die Stirn.

③ Teilen Sie Ihr Haar in drei dicke Strähnen und schlagen Sie zwei davon zu einem einfachen Knoten.

④ Fügen Sie nun von der dritten Strähne einen Teil zur mittleren Strähne und verknoten Sie diese wieder mit der Außensträhne. So fortfahren und das Zopfende mit einem Gummiband sichern.

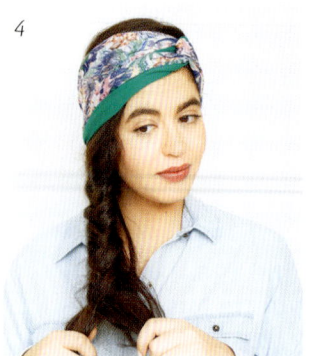

Schwierigkeitsgrad

 ◯

Geeignete
Gesichtsformen

oval   rund

Accessoires

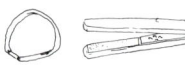
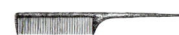

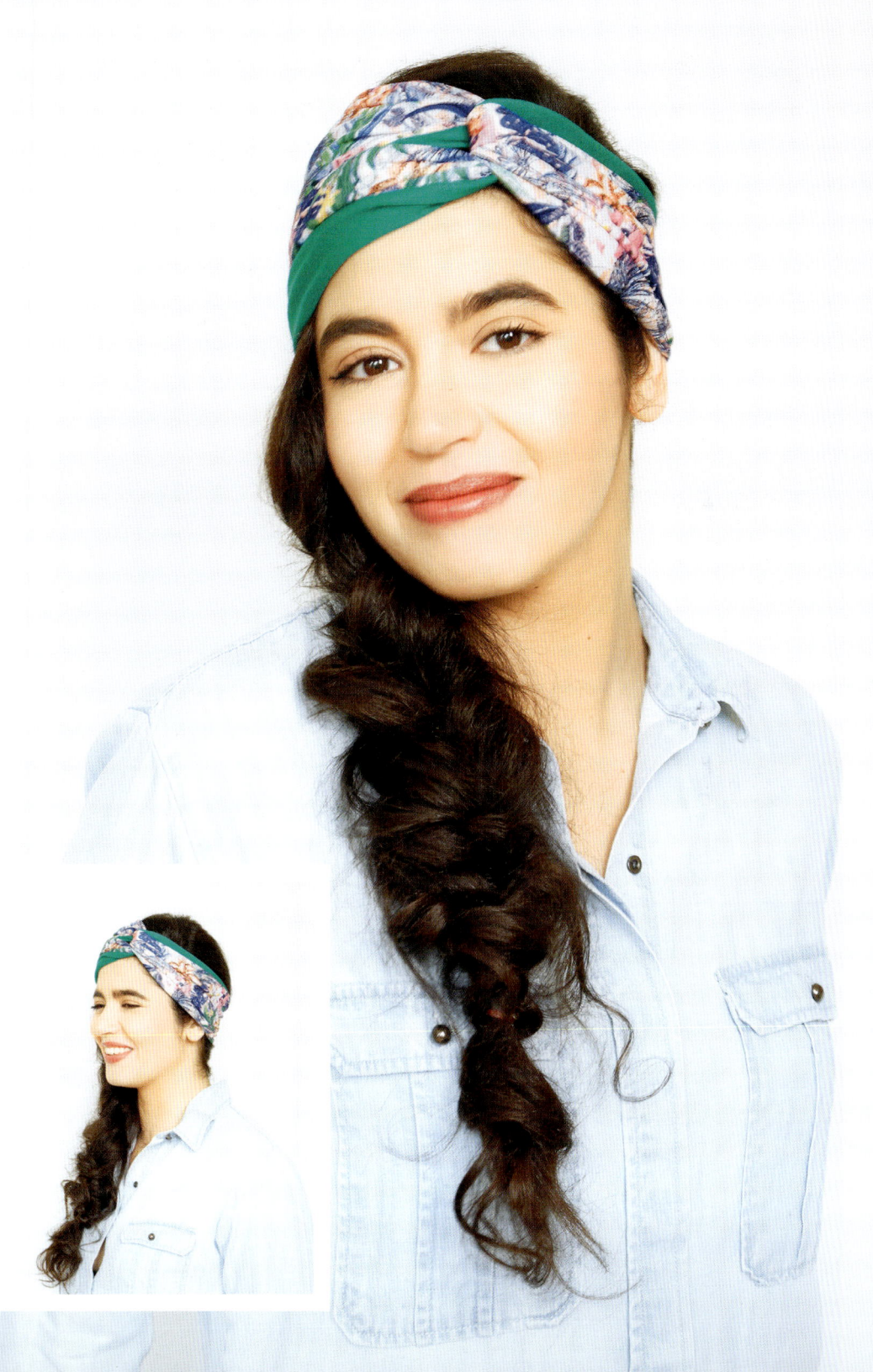

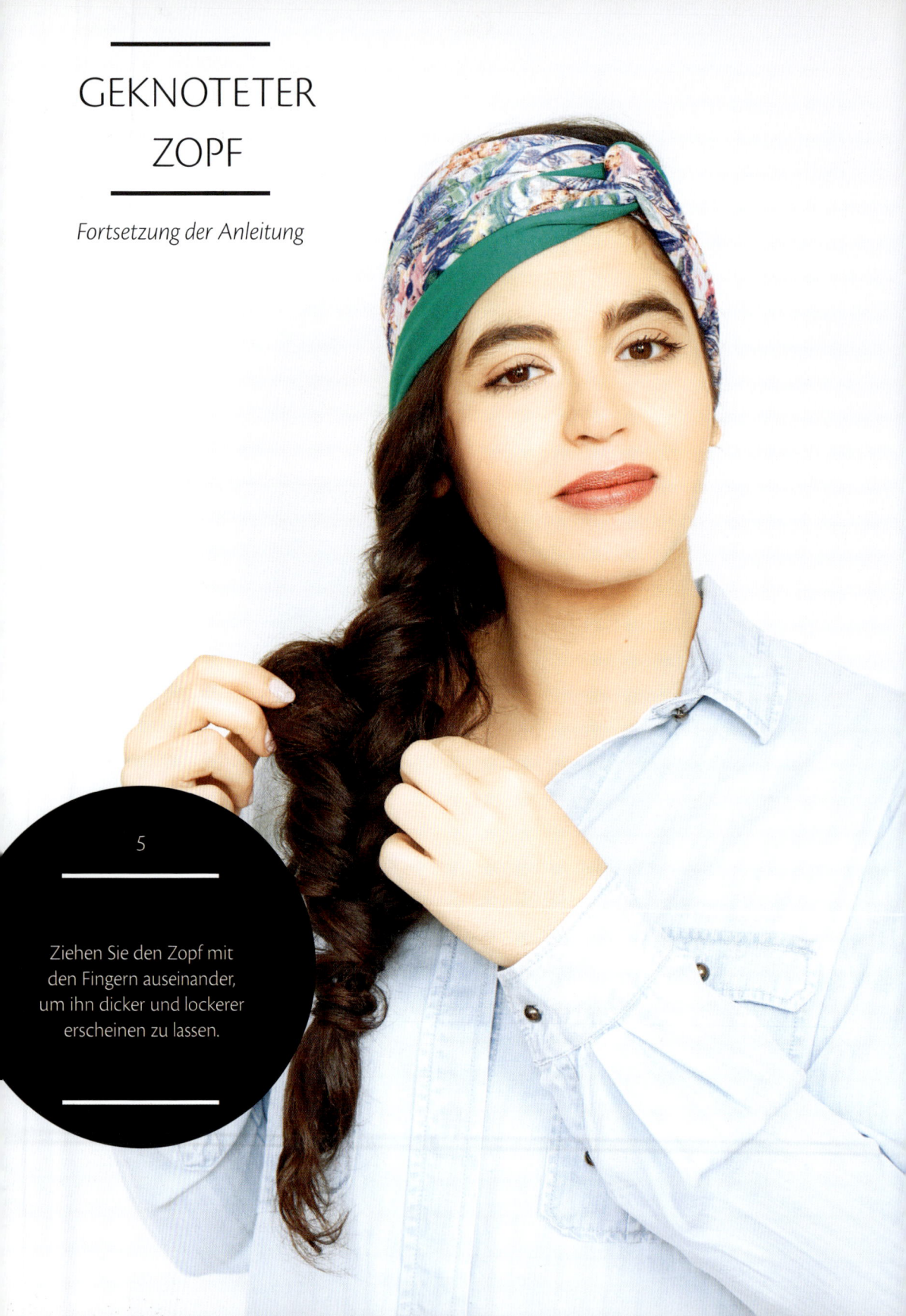

GEKNOTETER ZOPF

Fortsetzung der Anleitung

5

Ziehen Sie den Zopf mit den Fingern auseinander, um ihn dicker und lockerer erscheinen zu lassen.

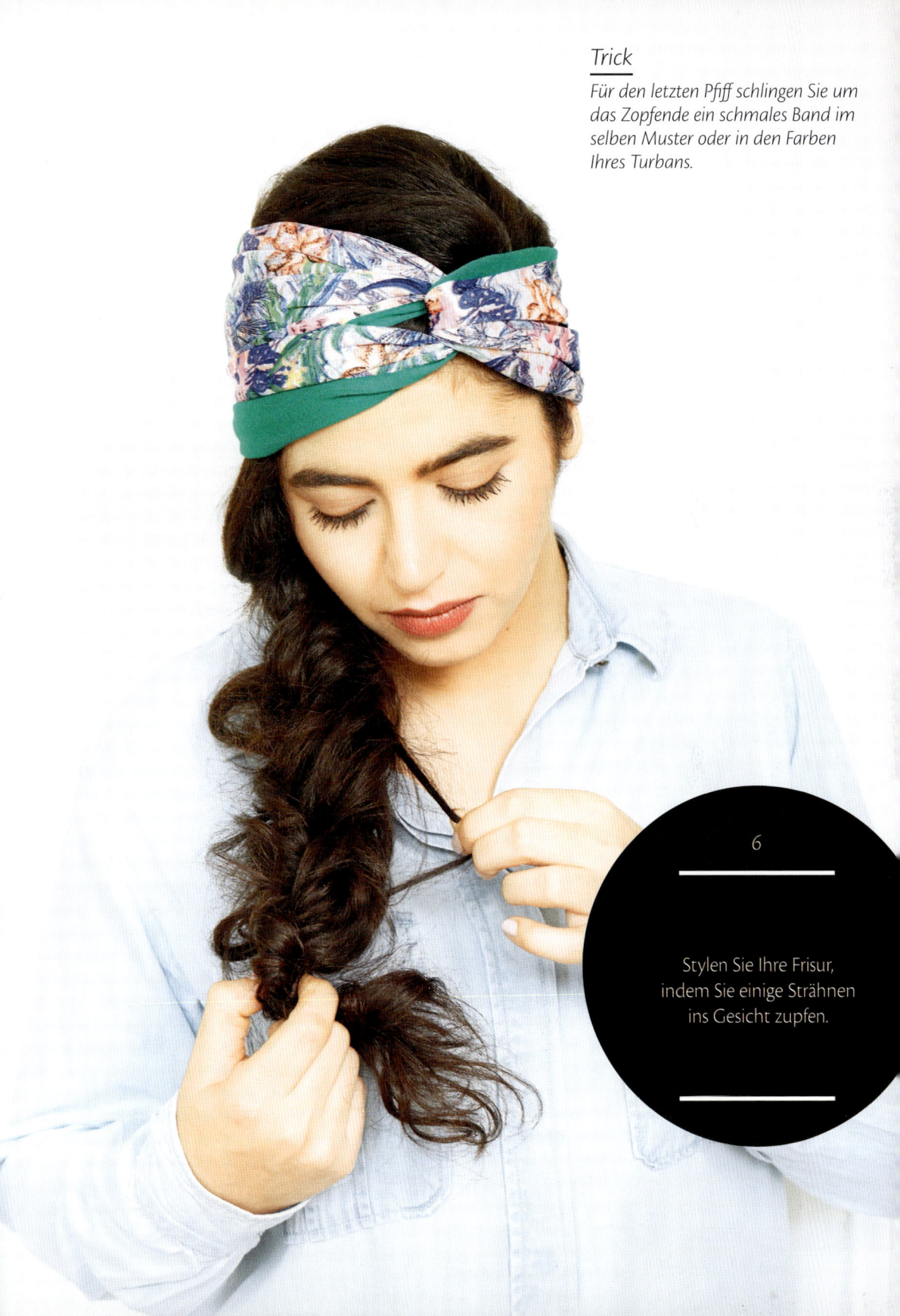

Trick

Für den letzten Pfiff schlingen Sie um das Zopfende ein schmales Band im selben Muster oder in den Farben Ihres Turbans.

6

Stylen Sie Ihre Frisur, indem Sie einige Strähnen ins Gesicht zupfen.

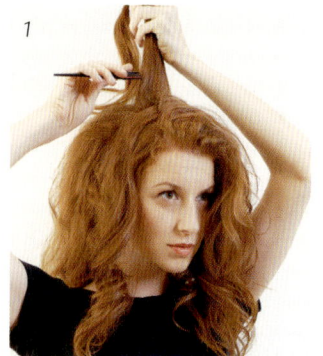

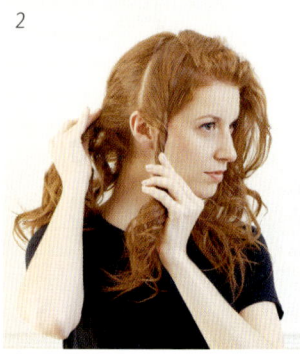

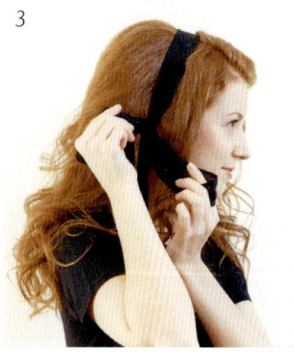

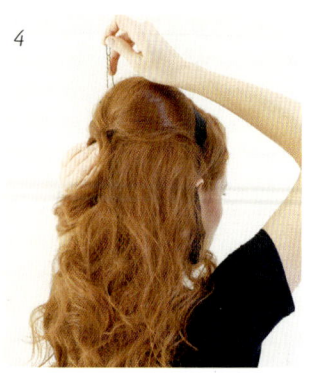

Für halblanges bis langes Haar

BAUSCHIG
À LA BARDOT

Elisa – Schmales Haarband

① Toupieren Sie mithilfe eines Stielkamms (siehe S. 16) Strähne für Strähne bis zum Haaransatz auf.

② Wenn das Haar reichlich Volumen hat, ziehen Sie einen Scheitel von Ohr zu Ohr.

③ Legen Sie das Haarband über diesen Scheitel und binden Sie es mit einer Schleife seitlich fest.

④ Damit der Hinterkopf bauschig bleibt, teilen Sie die oberste Partie hinten ab und stecken sie mit Haarnadeln fest. Je nach Belieben streichen Sie die vorderen Strähnen hinter die Ohren oder lassen sie locker ins Gesicht hängen.

Trick

Lassen Sie einen Teil des Deckhaars glatt und drapieren Sie es über die aufgebauschten Haare des Hinterkopfs. Gut mit Haarspray besprühen.

Schwierigkeitsgrad

Accessoires

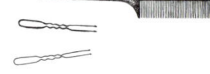

Geeignete
Gesichtsformen

oval   rund

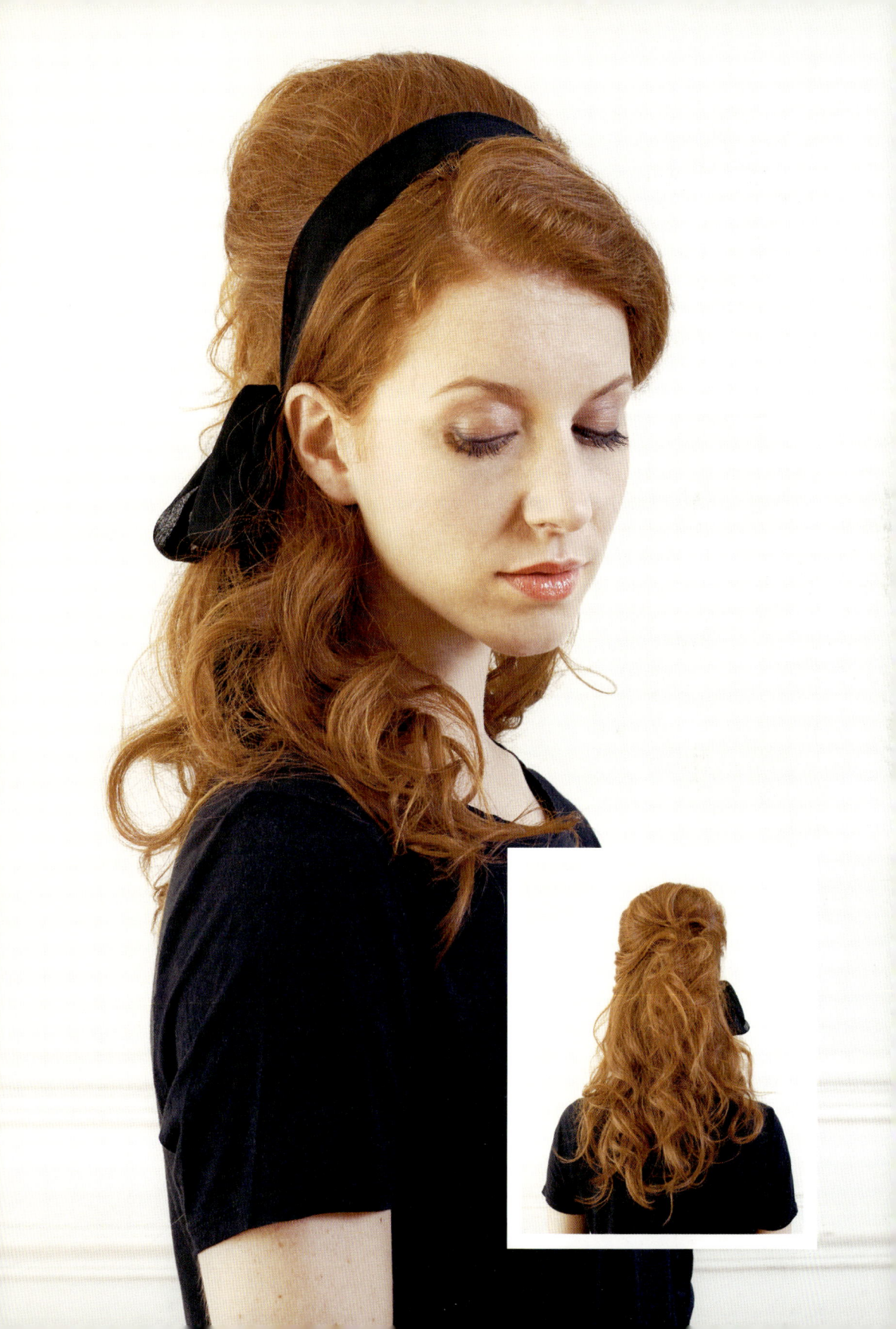

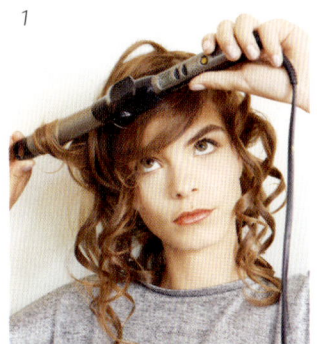

1

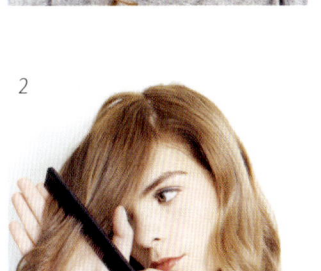

2

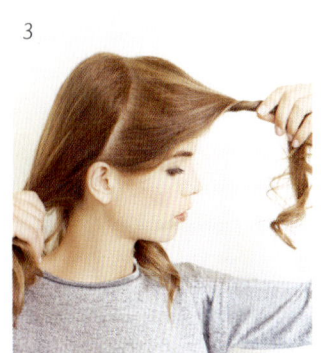

3

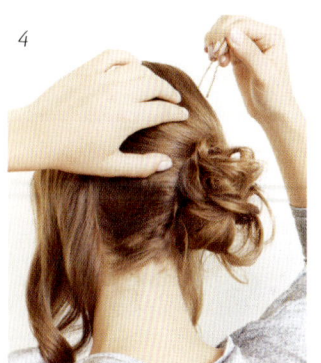

4

Für halblanges bis langes Haar

DUTT
MIT WELLEN

*Hanna – Flechtband aus 4 Strängen
oder Sylva – Geflochtenes Haarband XL*

① Legen Sie Ihr Haar mit dem Glätteisen in Locken (siehe S. 18).

② Geben Sie etwas Haarspray auf einen Kamm, teilen Sie die Stirnpartie ab und kämmen Sie sie durch, damit die Locken Stand erhalten.

③ Ziehen Sie einen Scheitel von Ohr zu Ohr.

④ Schlagen Sie die hintere Partie locker ein und stecken Sie Strähne für Strähne mit Haarnadeln fest, um einen wuscheligen Dutt zu erzielen.

Schwierigkeitsgrad

Geeignete
Gesichtsformen

oval   rund

Accessoires

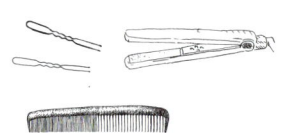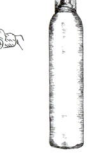

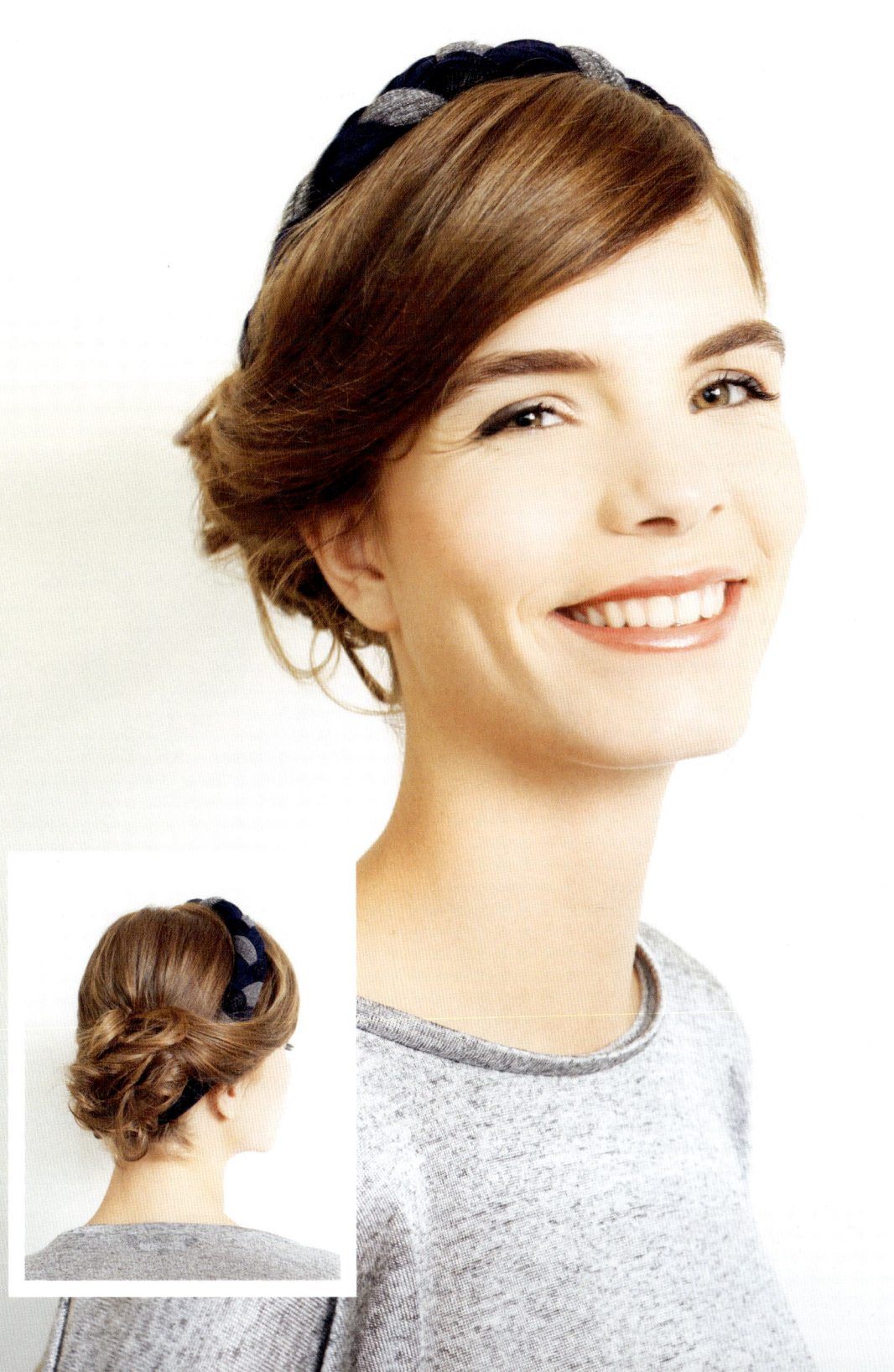

DUTT
MIT WELLEN

*Fortsetzung
der Anleitung*

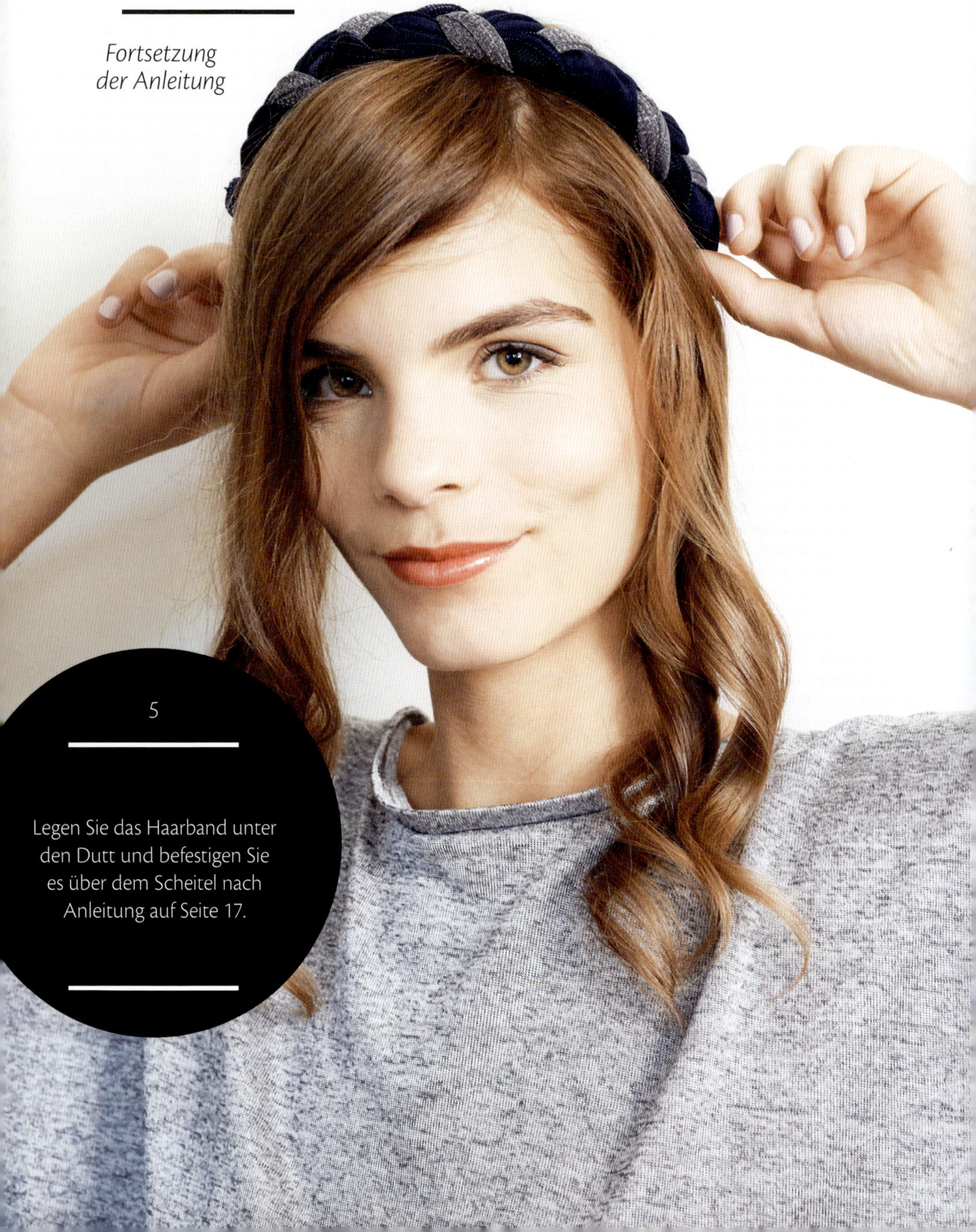

5

Legen Sie das Haarband unter
den Dutt und befestigen Sie
es über dem Scheitel nach
Anleitung auf Seite 17.

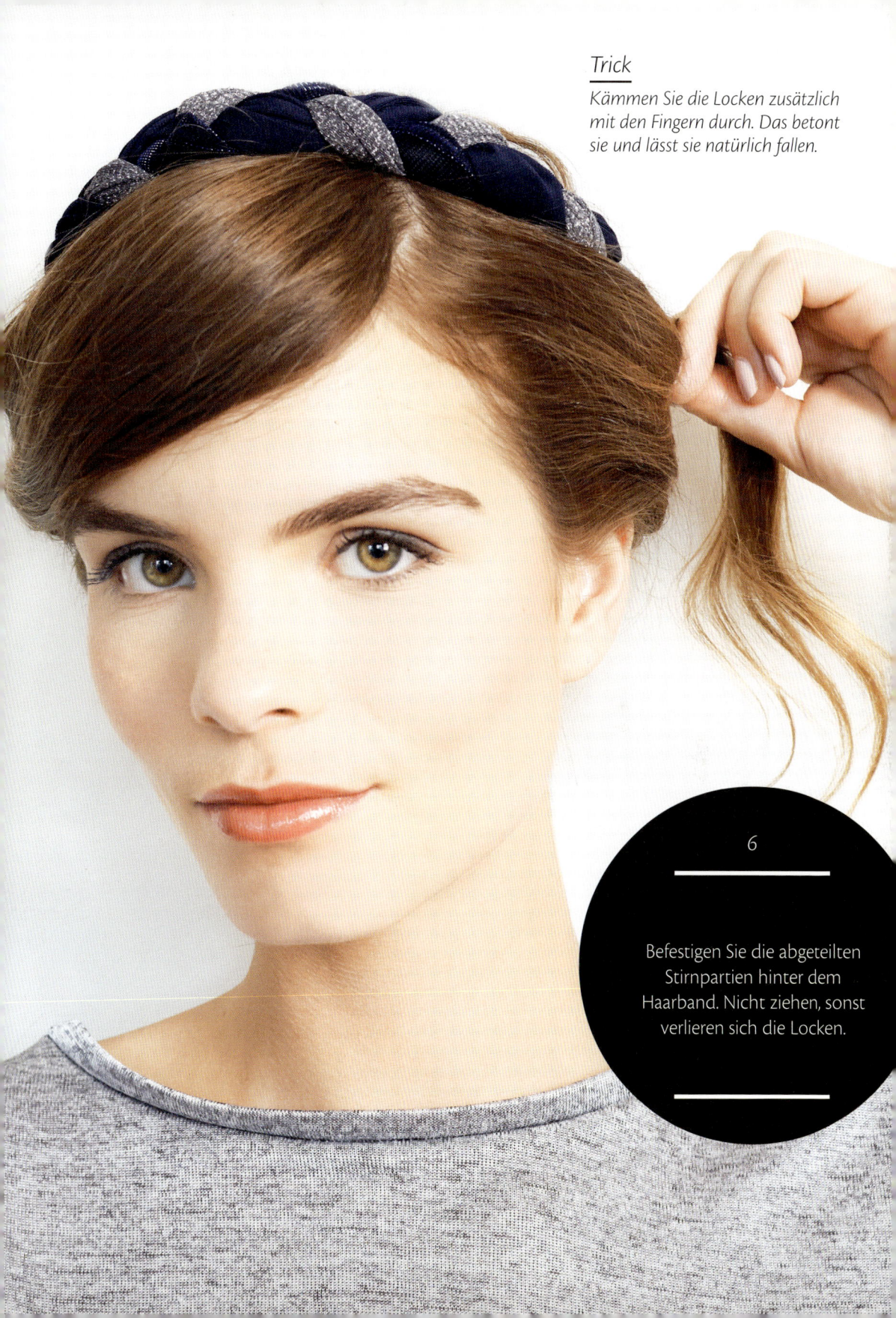

Trick

Kämmen Sie die Locken zusätzlich mit den Fingern durch. Das betont sie und lässt sie natürlich fallen.

6

Befestigen Sie die abgeteilten Stirnpartien hinter dem Haarband. Nicht ziehen, sonst verlieren sich die Locken.

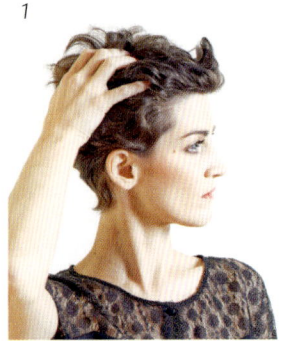

1

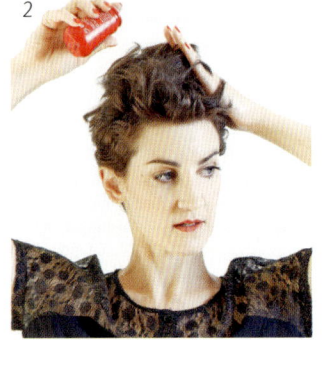

2

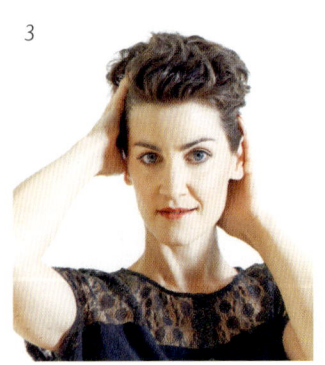

3

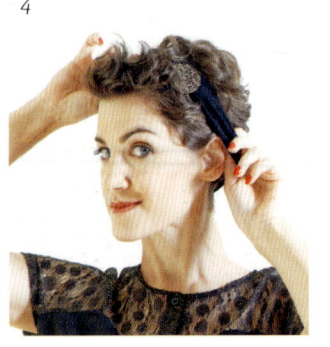

4

Für kurzes Haar

BUBIKOPF

---

*Loubna – Haarband mit Brosche
oder Hanna – Flechtband aus 4 Strängen*

① Bereiten Sie Ihr Haar vor, indem Sie mattes Haarwachs hineinkneten.

② Mithilfe von Haarpuder erhalten Sie mehr Volumen am Hinterkopf.

③ Die Seitenpartien streichen Sie mit Haarwachs glatt.

④ Setzen Sie das Haarband auf.

Trick

Wenn die Frisur schmuckvoller aussehen soll, glätten Sie das Haar seitlich stärker. Schaffen Sie Volumen am Hinterkopf, indem Sie Haarpuder kreisförmig in den Haaransatz einmassieren.

Schwierigkeitsgrad

Accessoires

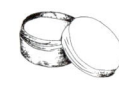

Geeignete
Gesichtsformen

oval   rund   eckig

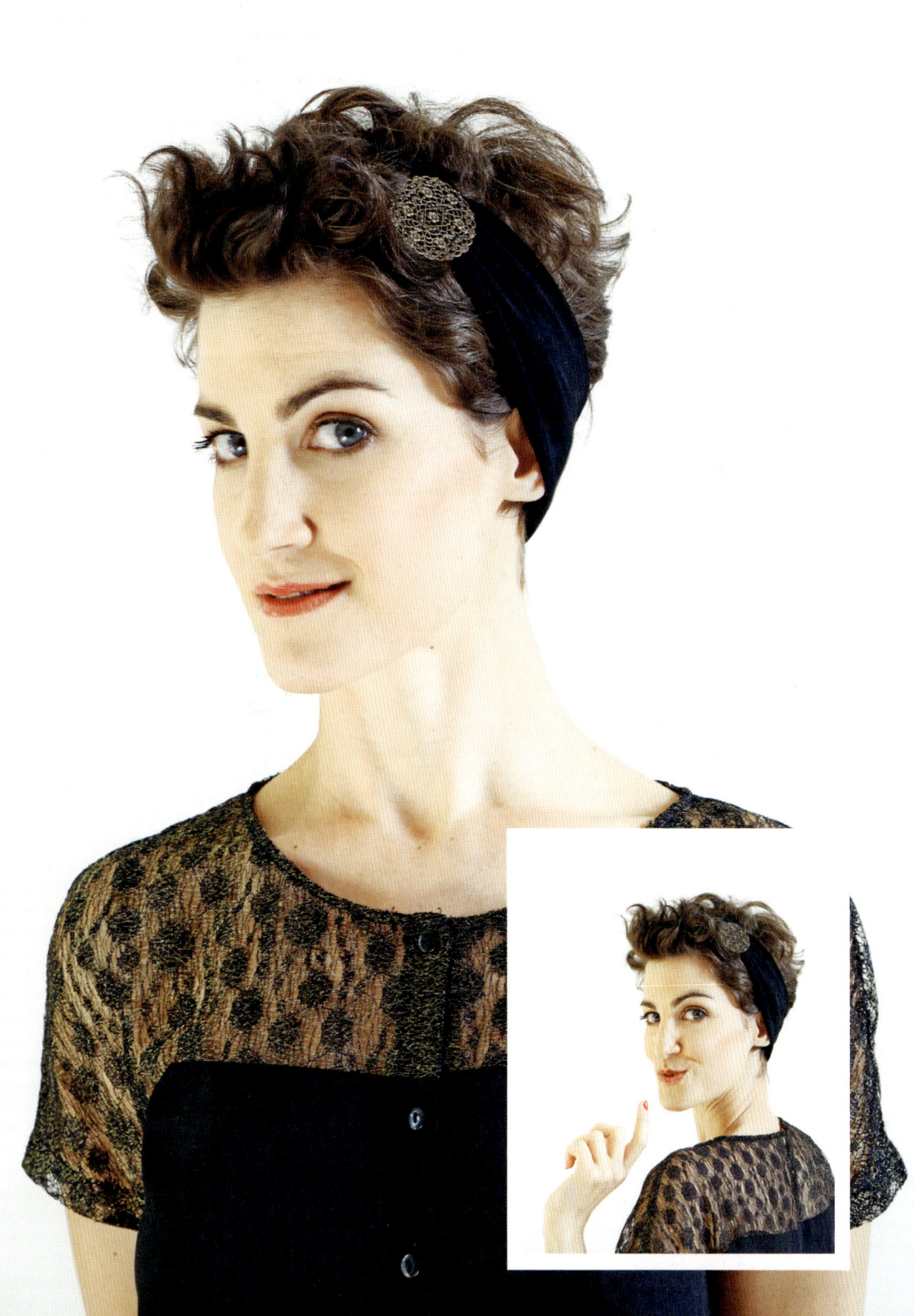

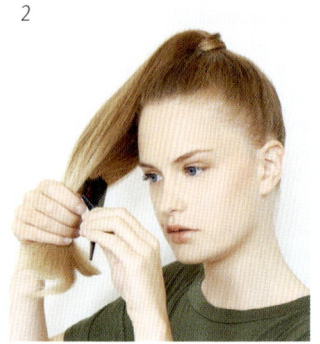

1

2

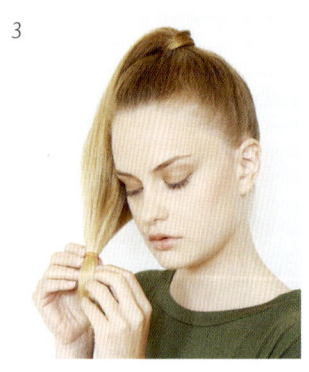

3

KUGEL-DUTT, AUFGEFRISCHT

Loubna – Haarband mit Brosche
oder Nouchka – Halbturban mit Knoten

① Fassen Sie Ihr Haar am Oberkopf zu einem Pferdeschwanz zusammen. Binden Sie einen Haarbinder darum, den Sie mit einer Strähne kaschieren (siehe S. 18).

② Toupieren Sie die Unterseite des Pferdeschwanzes auf.

③ Binden Sie den Schwanz an der Spitze mit einem Haargummi zusammen.

④ Rollen Sie Ihren Pferdeschwanz ein, befestigen Sie das Zopfende mit Haarnadeln und ziehen Sie das Haar oben auseinander.

Schwierigkeitsgrad

◯

Accessoires

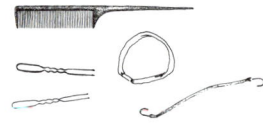

Geeignete Gesichtsformen

oval

4

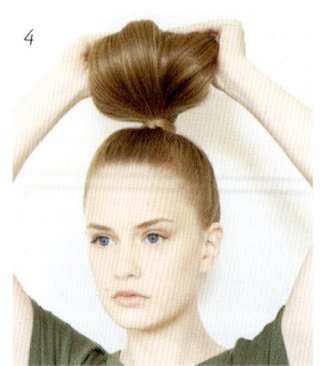

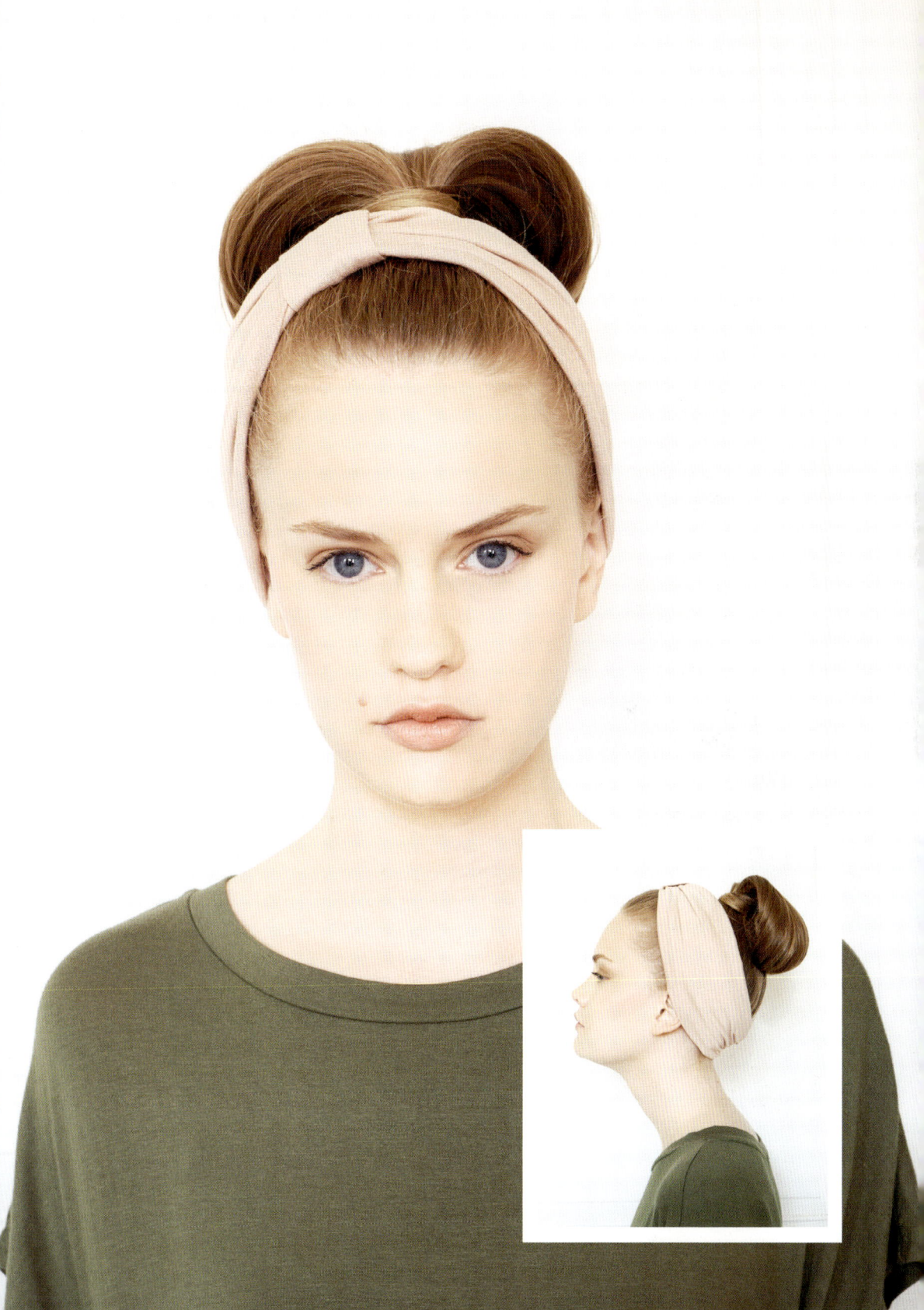

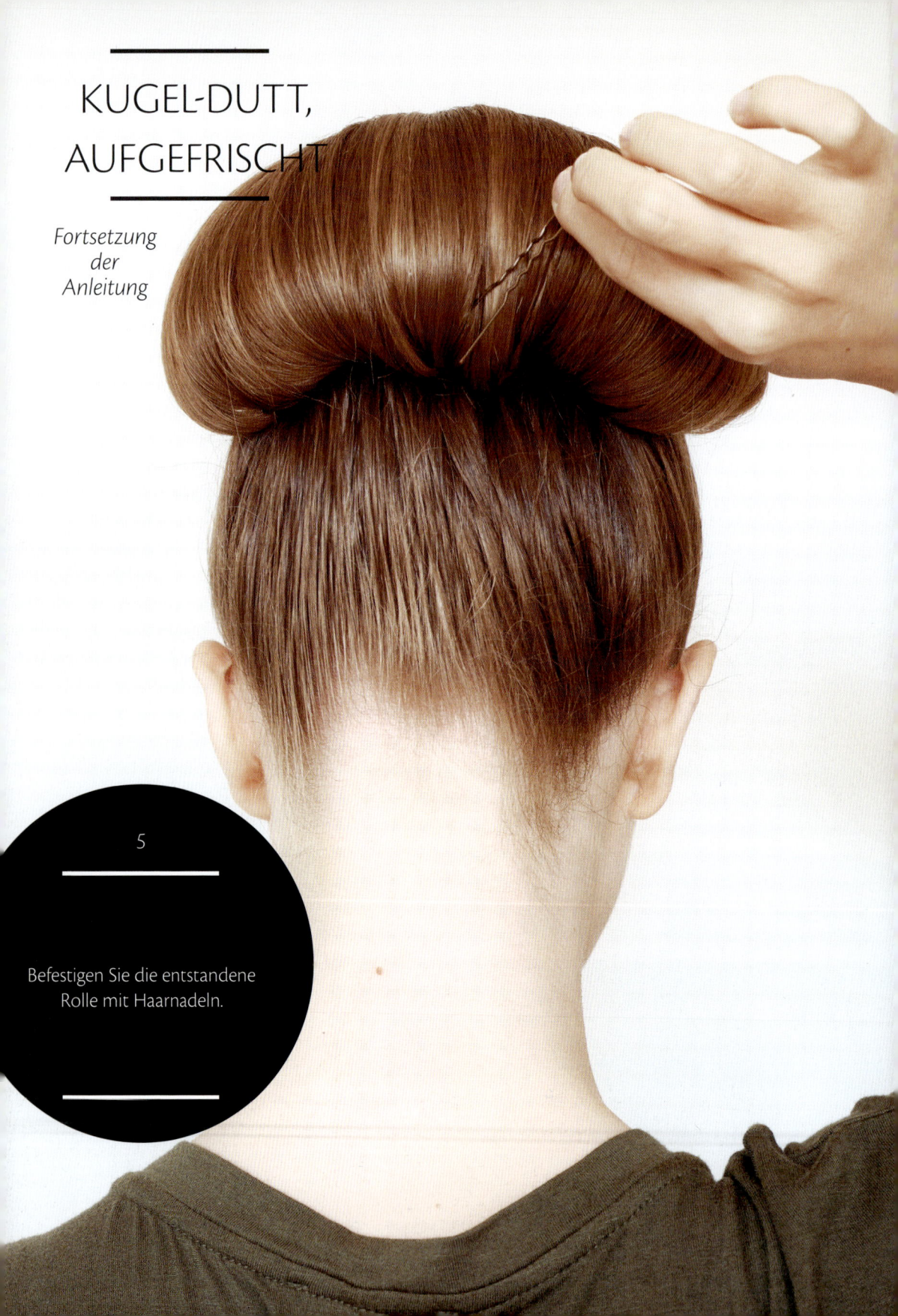

KUGEL-DUTT,
AUFGEFRISCHT

*Fortsetzung
der
Anleitung*

5

Befestigen Sie die entstandene
Rolle mit Haarnadeln.

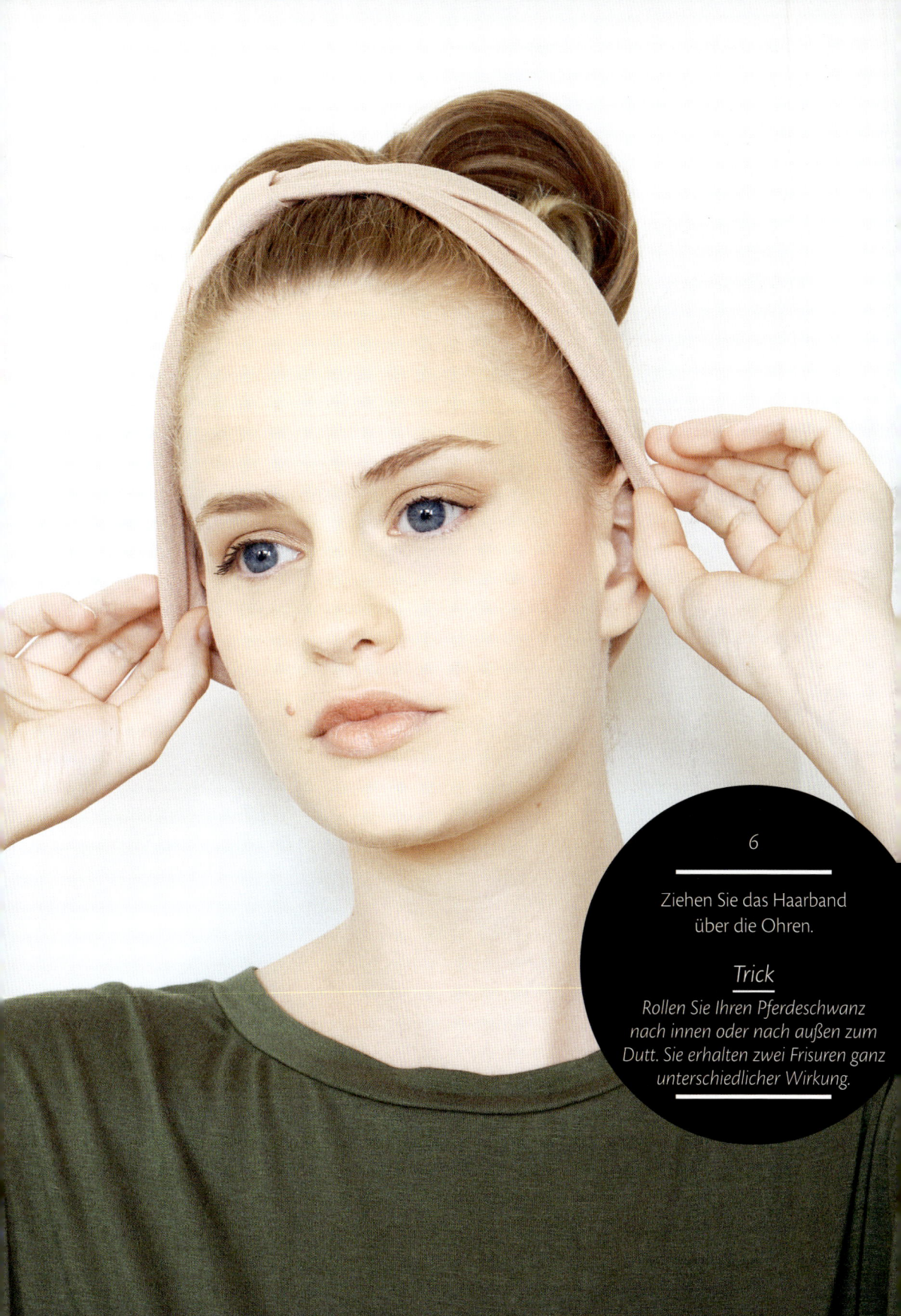

6

Ziehen Sie das Haarband
über die Ohren.

Trick

*Rollen Sie Ihren Pferdeschwanz
nach innen oder nach außen zum
Dutt. Sie erhalten zwei Frisuren ganz
unterschiedlicher Wirkung.*

1

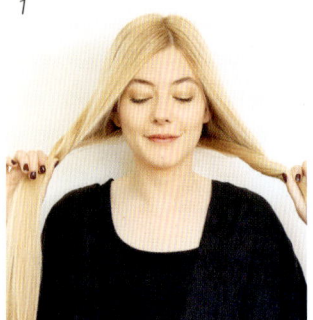

2

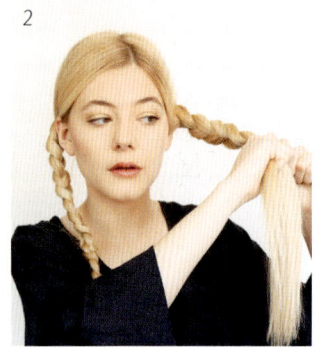

3

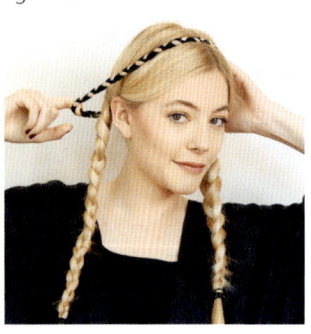

4

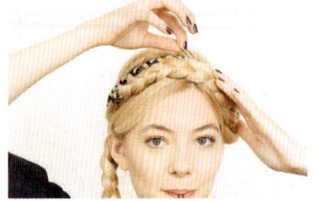

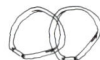

Für halblanges bis langes Haar

ZOPFKRONE

---

*Valentina – Schmales Flechtband
oder Hanna – Flechtband aus 4 Strängen*

① Scheiteln Sie Ihr Haar und teilen Sie es in zwei Teile.

② Flechten Sie beide Seiten zum Zopf.

③ Ziehen Sie das Haarband über die Zopfansätze.

④ Legen Sie den ersten Zopf vor dem Band quer über den Kopf und befestigen Sie ihn mit Haarnadeln

Schwierigkeitsgrad

Accessoires

Geeignete
Gesichtsformen

oval   rund   eckig

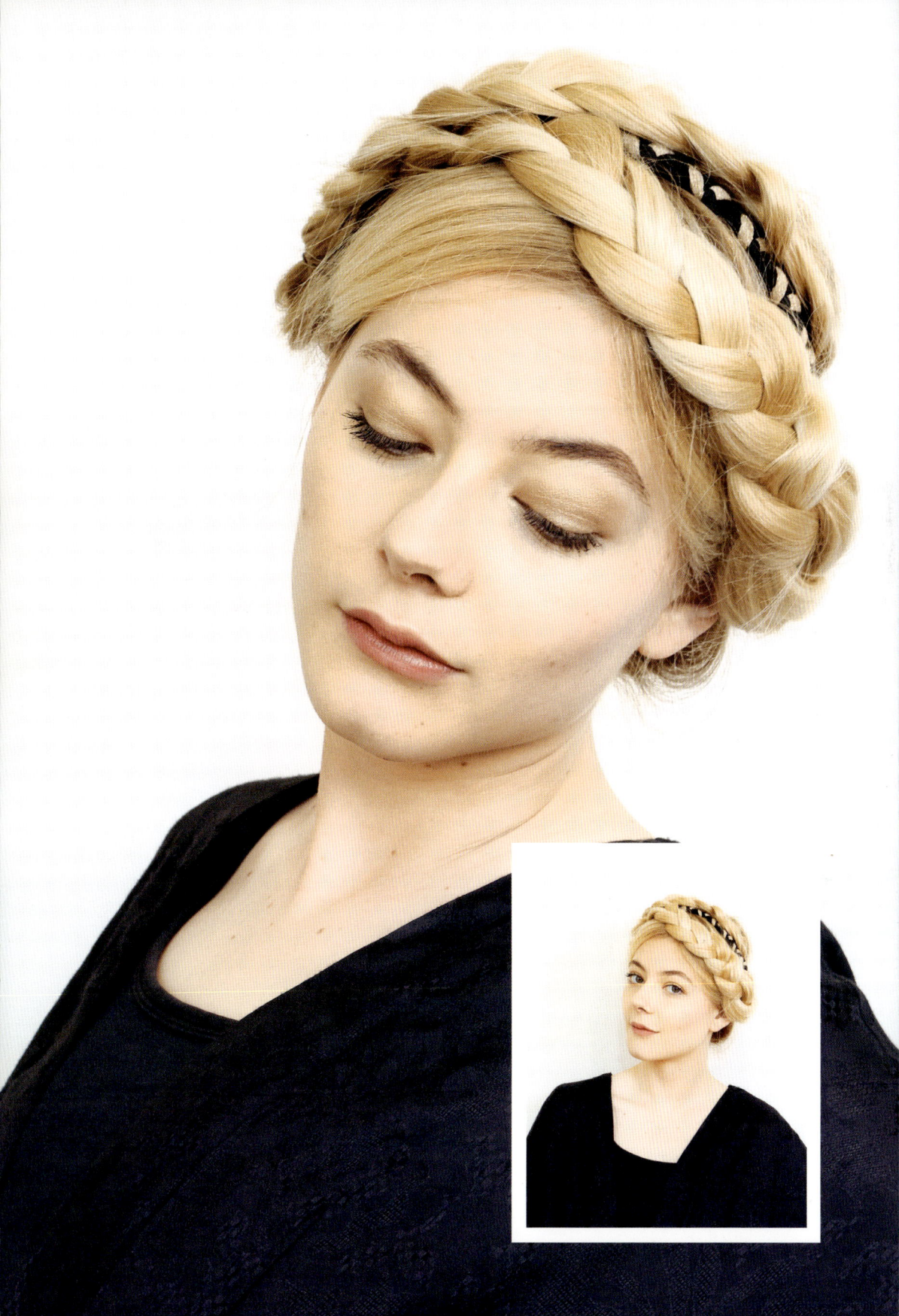

ZOPFKRONE

Fortsetzung der Anleitung

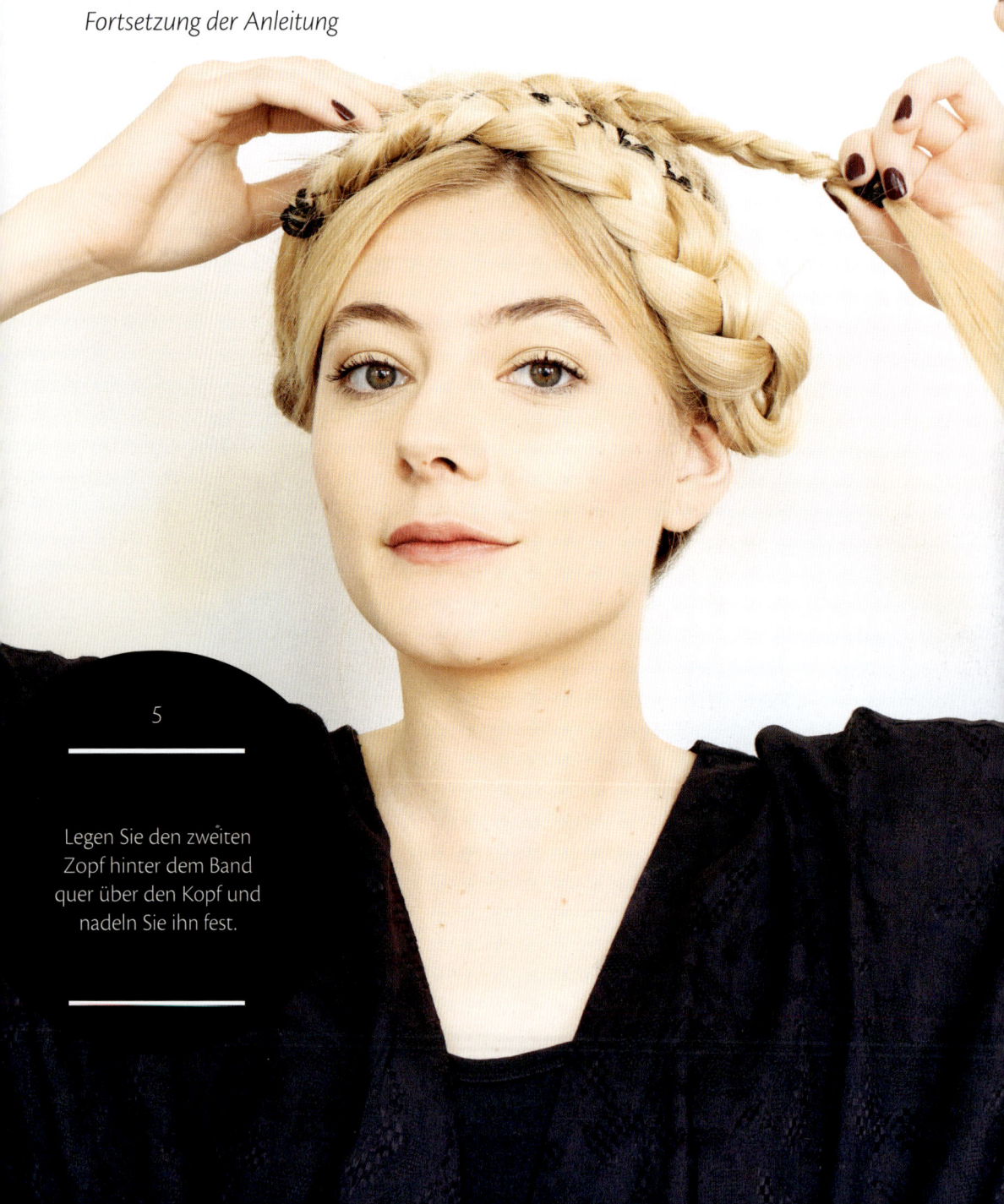

5

Legen Sie den zweiten
Zopf hinter dem Band
quer über den Kopf und
nadeln Sie ihn fest.

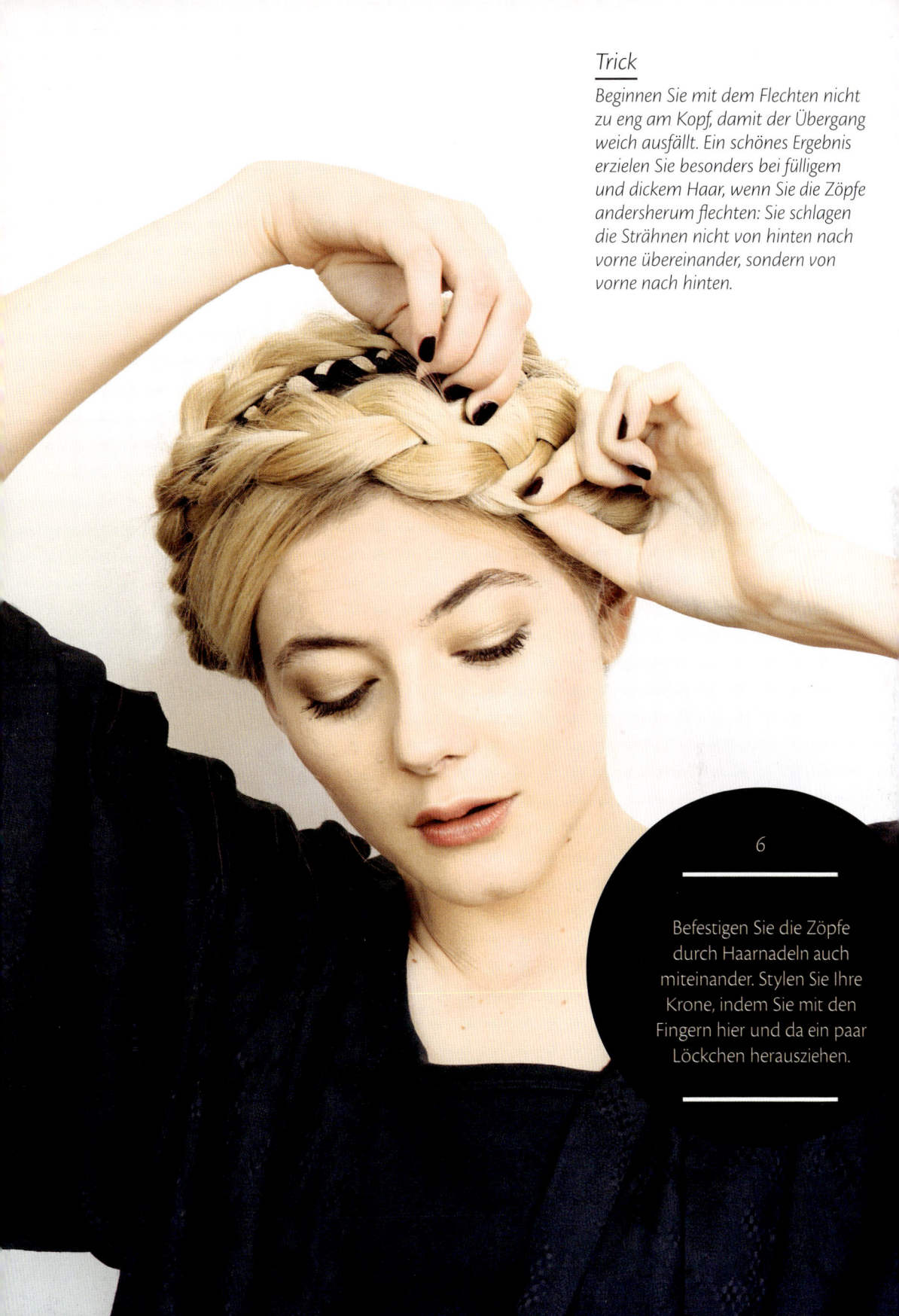

Trick

Beginnen Sie mit dem Flechten nicht zu eng am Kopf, damit der Übergang weich ausfällt. Ein schönes Ergebnis erzielen Sie besonders bei fülligem und dickem Haar, wenn Sie die Zöpfe andersherum flechten: Sie schlagen die Strähnen nicht von hinten nach vorne übereinander, sondern von vorne nach hinten.

6

Befestigen Sie die Zöpfe durch Haarnadeln auch miteinander. Stylen Sie Ihre Krone, indem Sie mit den Fingern hier und da ein paar Löckchen herausziehen.

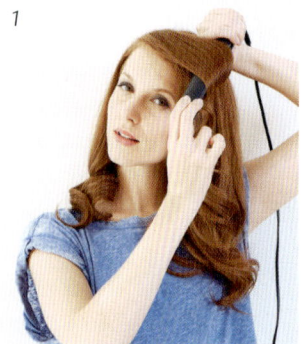

1

Für langes Haar

PFERDESCHWANZ MIT GLAMOUR

Loubna oder Louna – Haarband mit Brosche

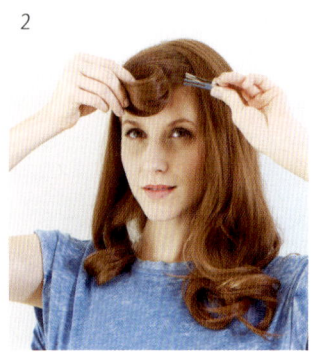

2

① Bereiten Sie das Haar vor, indem Sie es zu Locken drehen (siehe S. 18).

② Teilen Sie eine Strähne an der Stirn ab, drehen Sie sie ein und klammern Sie sie mit einem Haarclips oder einer Krokodilklemme fest.

③ Fassen Sie die Haare am Oberkopf zu einem hoch sitzenden Pferdeschwanz zusammen.

④ Bürsten Sie den Schwanz kurz in Form.

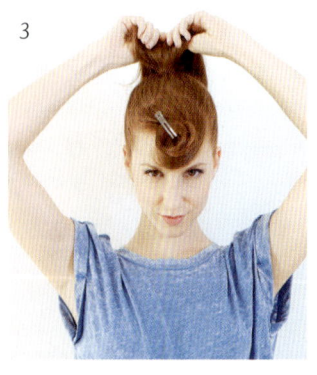

3

4

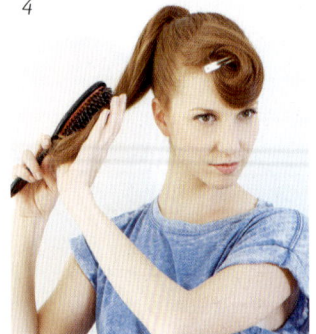

Schwierigkeitsgrad

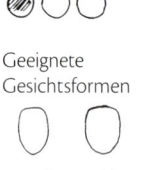

Geeignete Gesichtsformen

oval   eckig

Accessoires

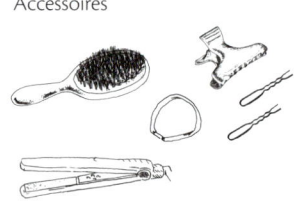

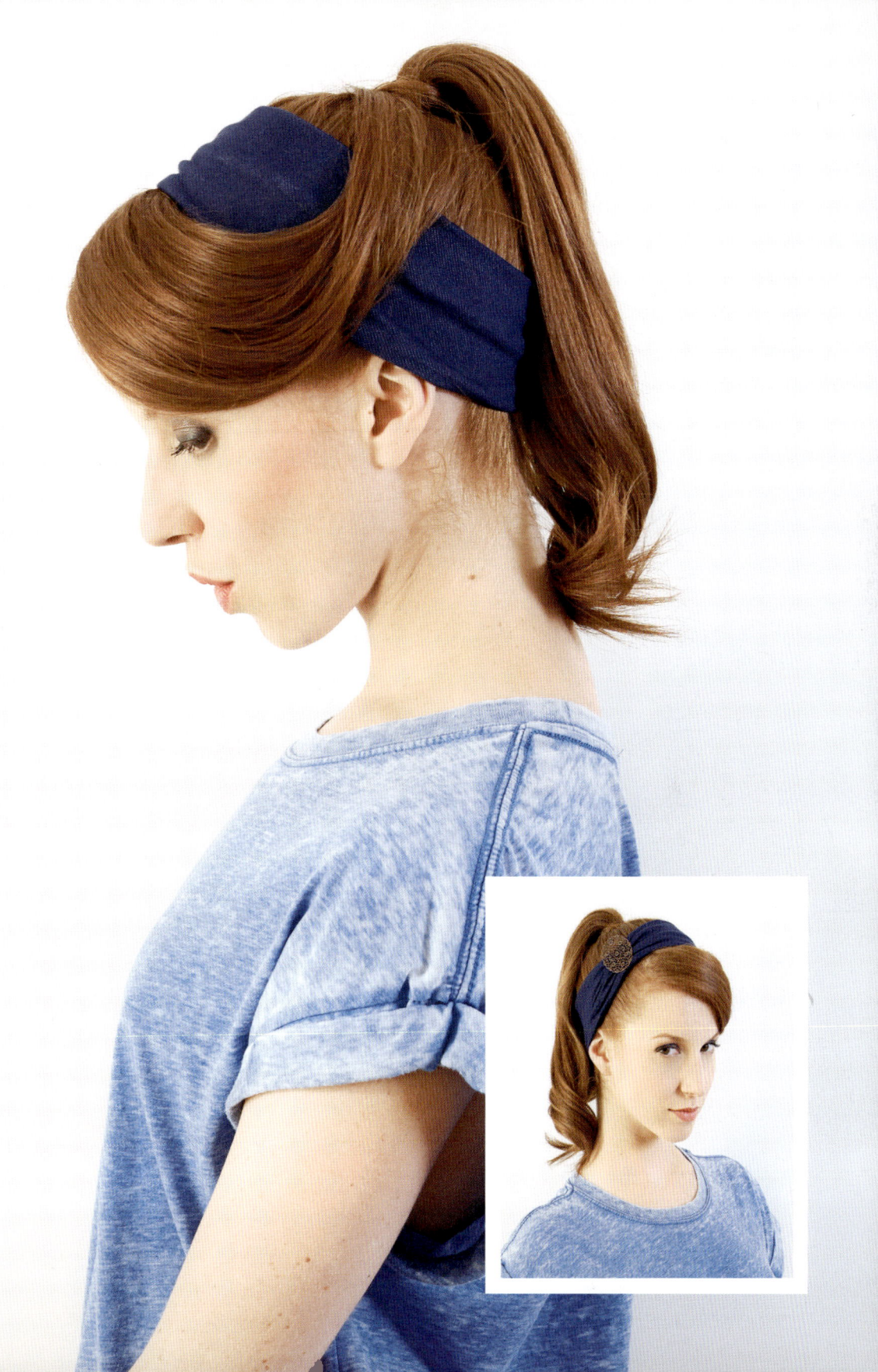

PFERDESCHWANZ MIT GLAMOUR

Fortsetzung der Anleitung

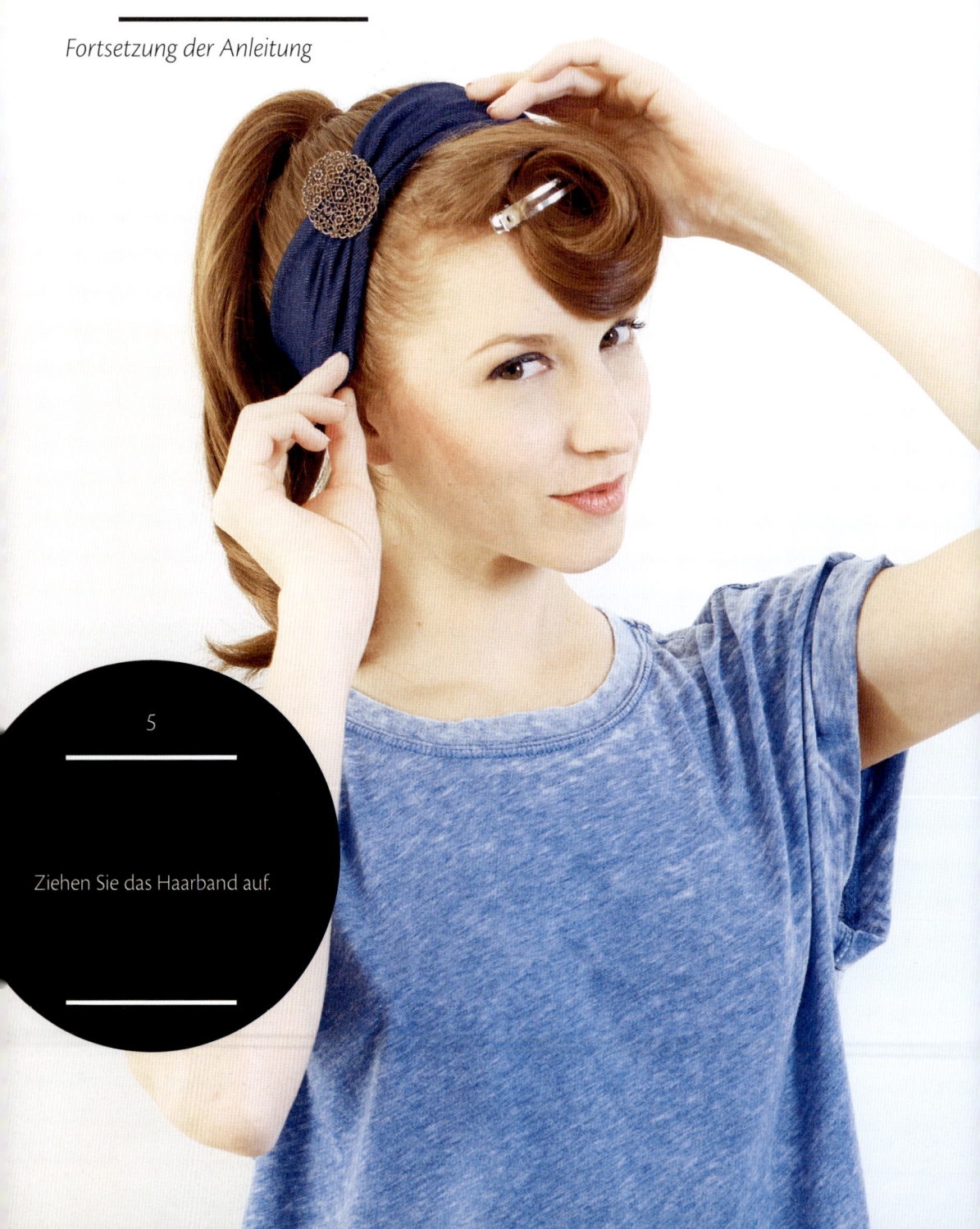

5

Ziehen Sie das Haarband auf.

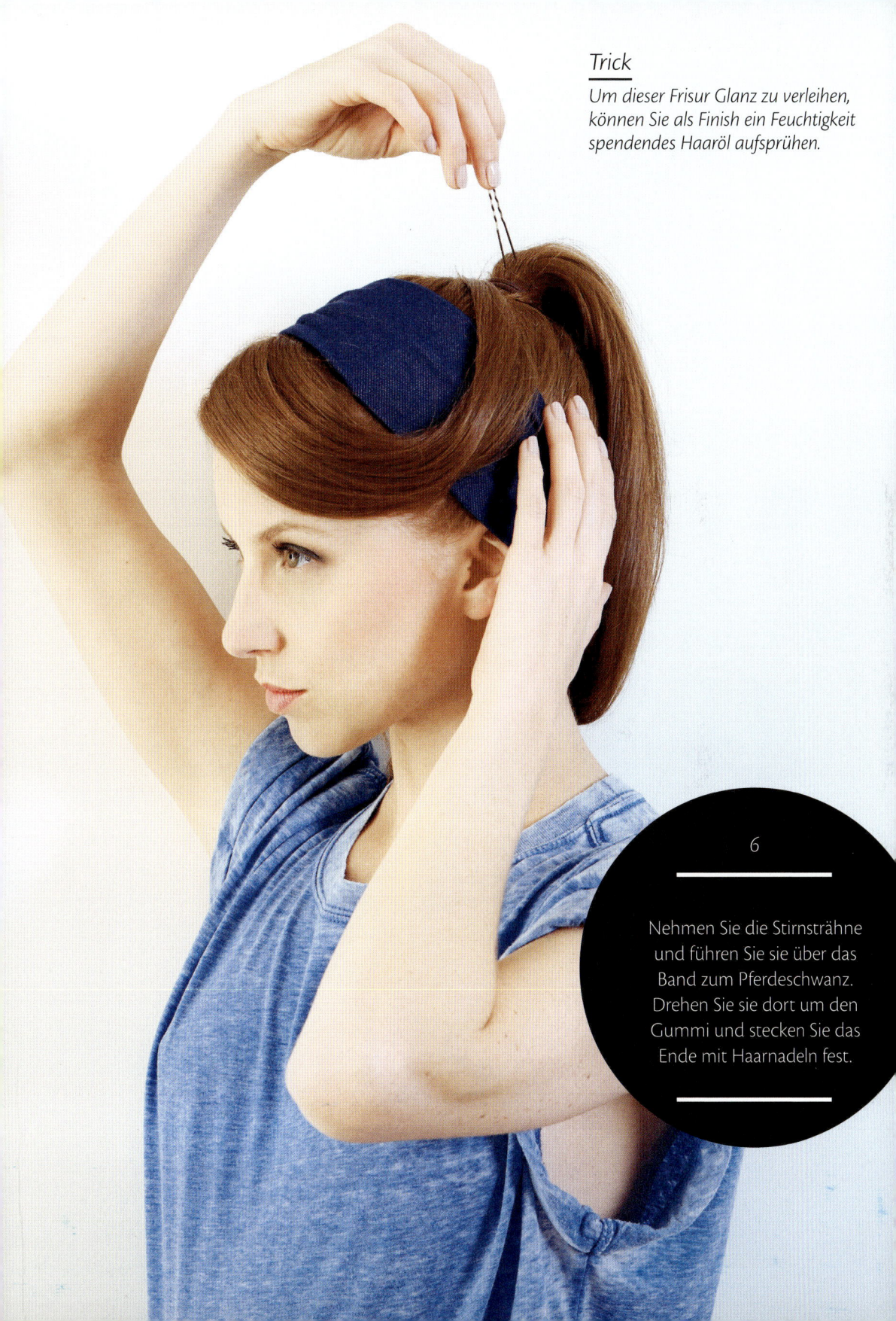

Trick

Um dieser Frisur Glanz zu verleihen, können Sie als Finish ein Feuchtigkeit spendendes Haaröl aufsprühen.

6

Nehmen Sie die Stirnsträhne und führen Sie sie über das Band zum Pferdeschwanz. Drehen Sie sie dort um den Gummi und stecken Sie das Ende mit Haarnadeln fest.

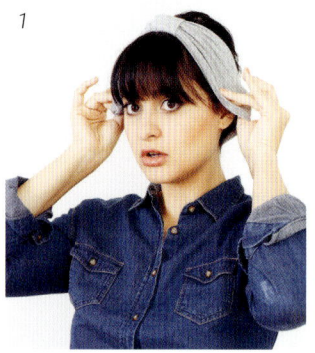

1

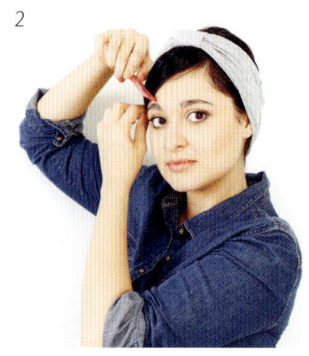

2

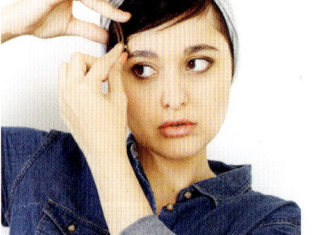

3

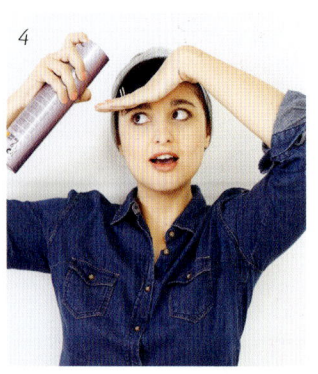

4

Für kurzes, halblanges und langes Haar

———

HEPBURN-PONY

———

*Nouchka – Halbturban mit Knoten
oder Loubna – Haarband mit Brosche*

① Ziehen Sie das Haarband auf.

② Geben Sie etwas Styling-Spray auf den Kamm. Ziehen Sie ihn vorsichtig durch Ihren Pony zur Seite und drehen Sie ihn dabei für die Locke nach innen.

③ Stecken Sie das Lockenende mit einer Haarklemme fest. Für eine Schmachtlocke drehen Sie die Klammer dabei noch etwas ein.

④ Sprayen Sie Ihre Locke fest. Lassen Sie sie fünf Minuten trocknen, bevor Sie die Haarklemme herausziehen.

Trick
———
Für den vollständigen Hepburn-Stil schlagen Sie die restlichen Haare zur Banane (siehe S. 68).

Schwierigkeitsgrad

Accessoires

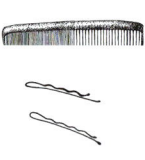 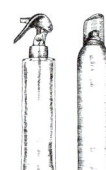

Geeignete
Gesichtsformen

oval   rund   eckig

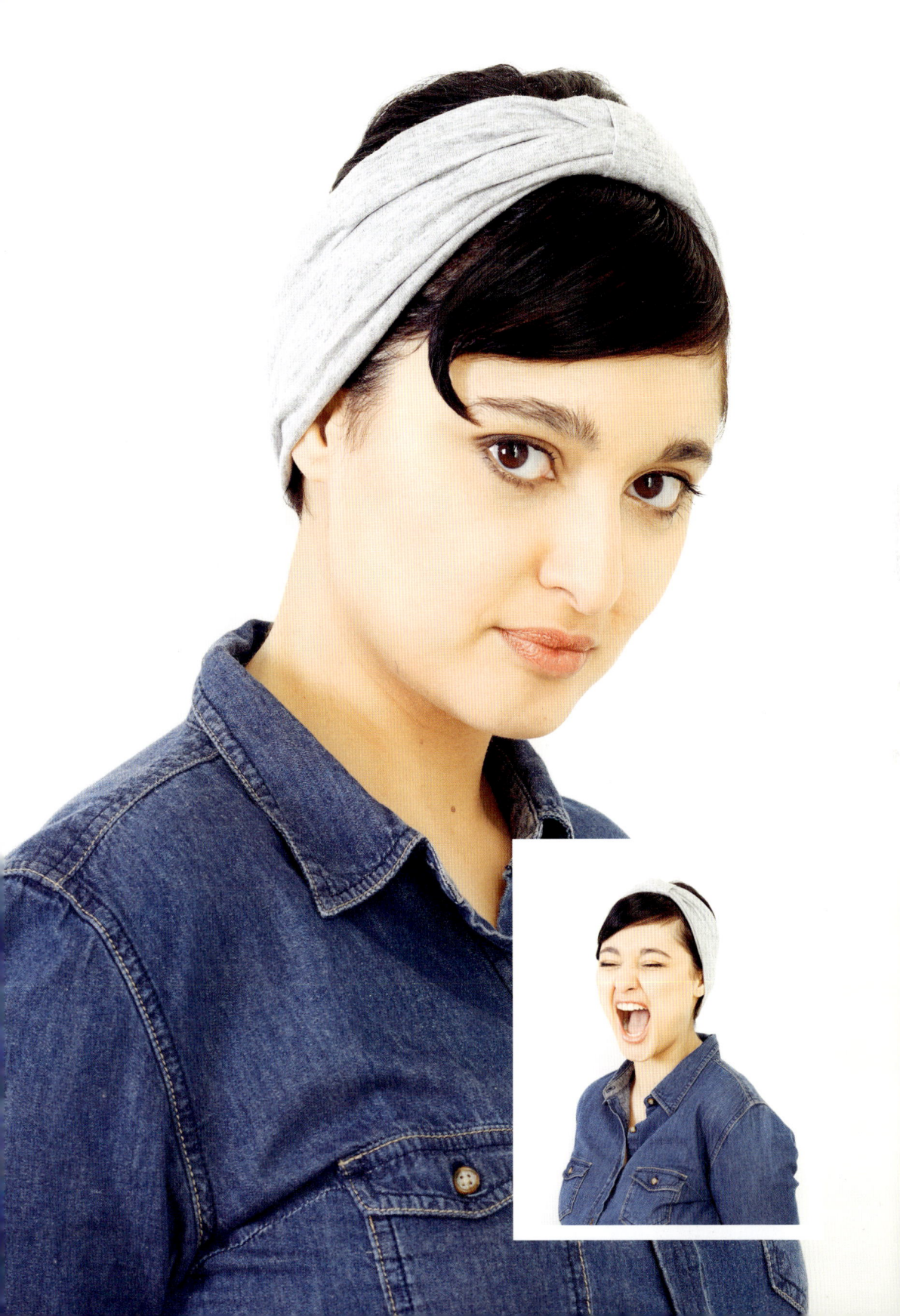

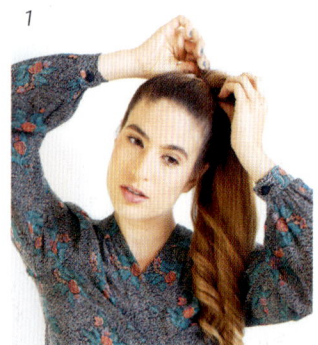

GEFLOCHTENER DUTT

Elisa – Schmales Haarband

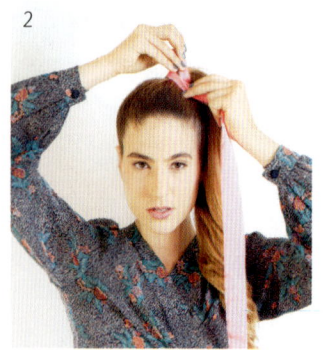

① Binden Sie Ihr Haar zu einem hohen Pferdeschwanz zusammen.

② Schlingen Sie das Haarband um den Haargummi.

③ Teilen Sie den Pferdeschwanz in drei Strähnen. Durch zwei von ihnen läuft das Haarband.

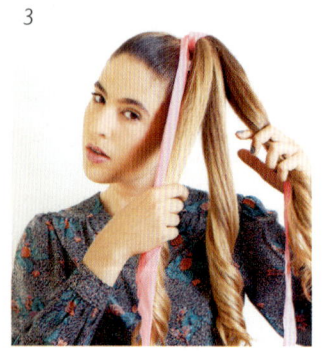

④ Flechten Sie einen Zopf und achten Sie darauf, dass das Band jeweils außen zu liegen kommt.

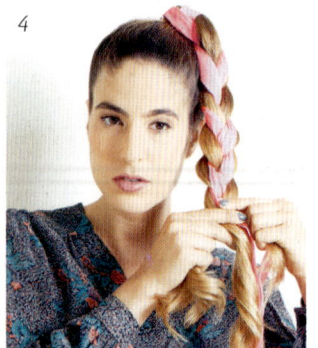

Schwierigkeitsgrad

Geeignete
Gesichtsformen

oval   rund

Accessoires

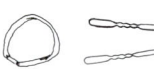

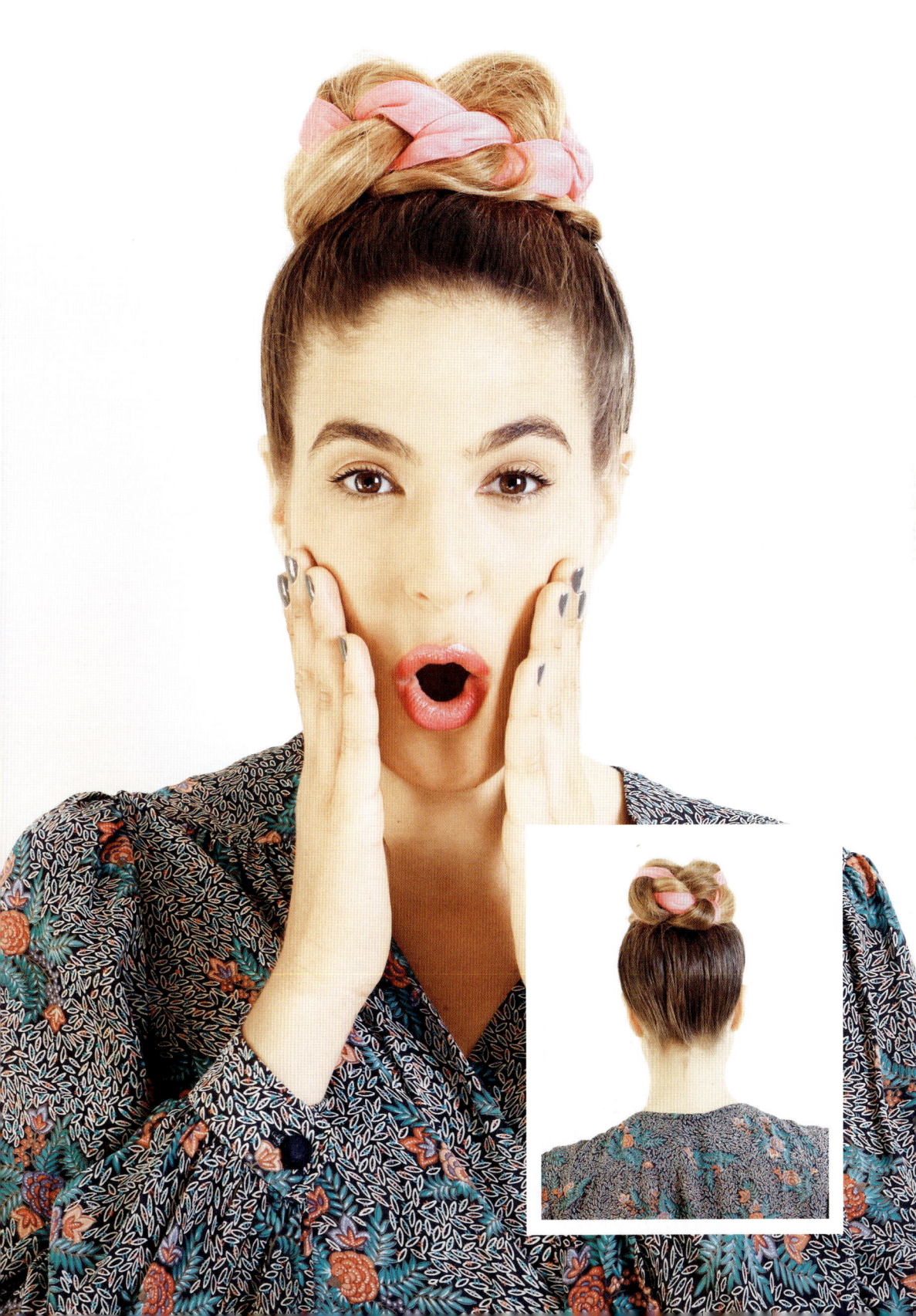

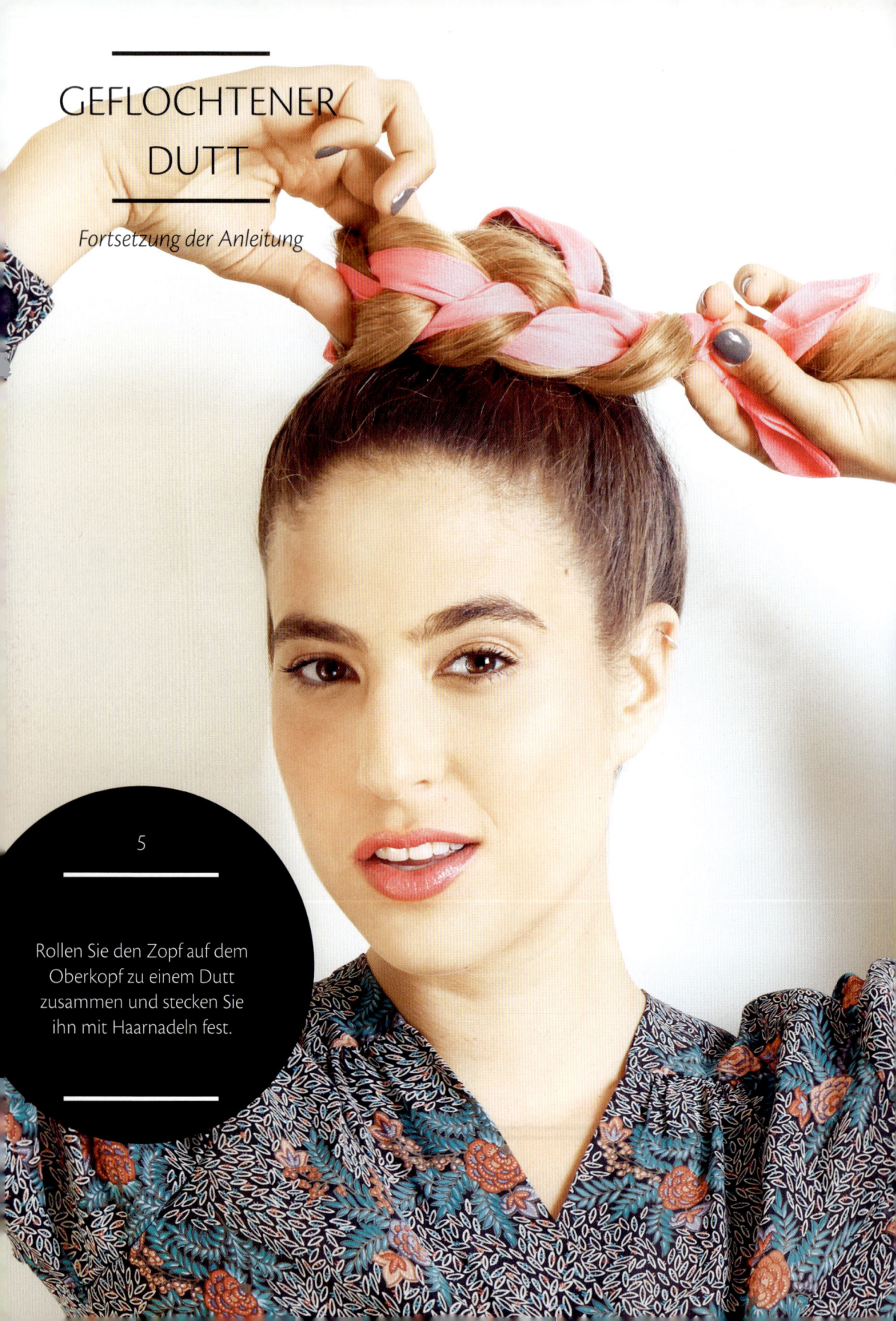

GEFLOCHTENER DUTT

Fortsetzung der Anleitung

5

Rollen Sie den Zopf auf dem Oberkopf zu einem Dutt zusammen und stecken Sie ihn mit Haarnadeln fest.

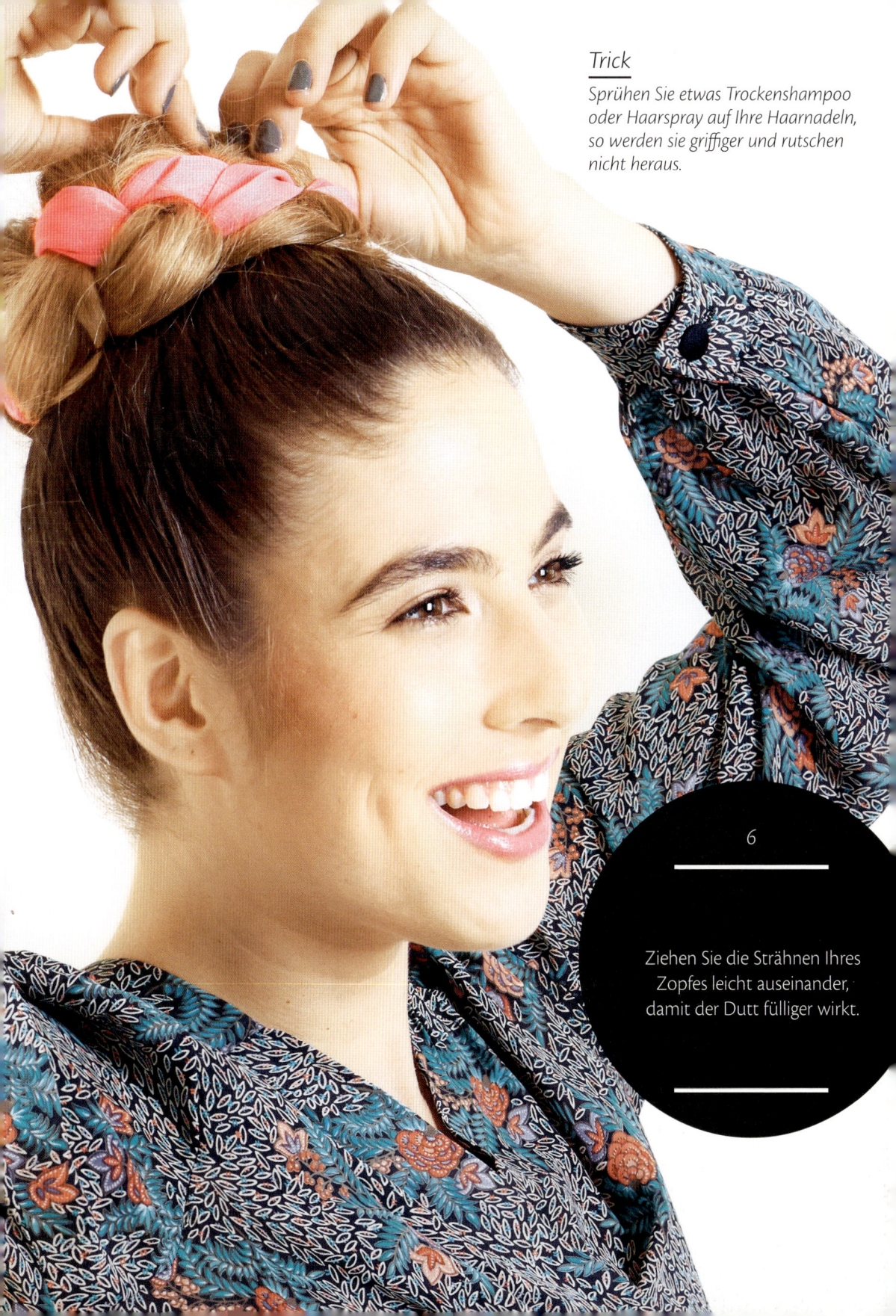

Trick

Sprühen Sie etwas Trockenshampoo oder Haarspray auf Ihre Haarnadeln, so werden sie griffiger und rutschen nicht heraus.

6

Ziehen Sie die Strähnen Ihres Zopfes leicht auseinander, damit der Dutt fülliger wirkt.

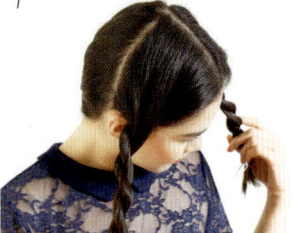

1

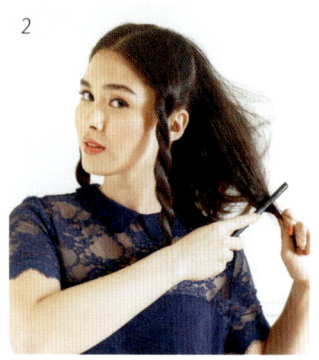

2

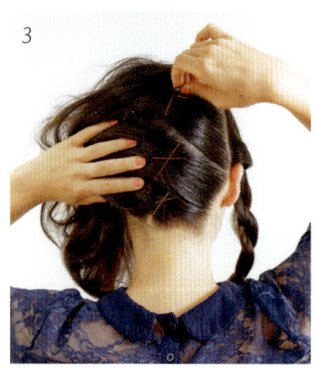

3

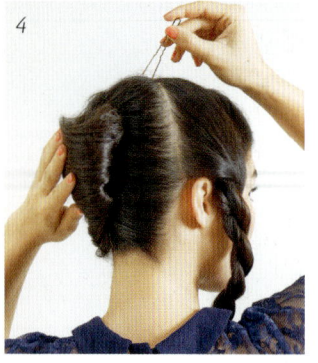

4

BANANE

---

*Loubna – Haarband mit Brosche
oder Nouchka – Halbturban mit Knoten*

① Teilen Sie Ihr Haar in vier Teile: Ziehen Sie einen Mittelscheitel, um die Partien rechts und links abzuteilen, und danach einen Scheitel von Ohr zu Ohr, um vorne und hinten abzuteilen.

② Toupieren Sie (siehe S. 16) die hintere Partie auf.

③ Legen Sie das toupierte Haar zur Seite, besprühen Sie es gut mit Haarspray und fixieren Sie es mit einer Reihe gekreuzter Haarklemmen von unten nach oben.

④ Schlagen Sie das toupierte Haar über den gekreuzten Klemmen zusammen und stecken Sie es mit Haarnadeln fest.

Schwierigkeitsgrad

Accessoires

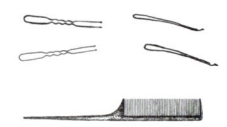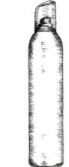

Geeignete
Gesichtsformen

oval   rund

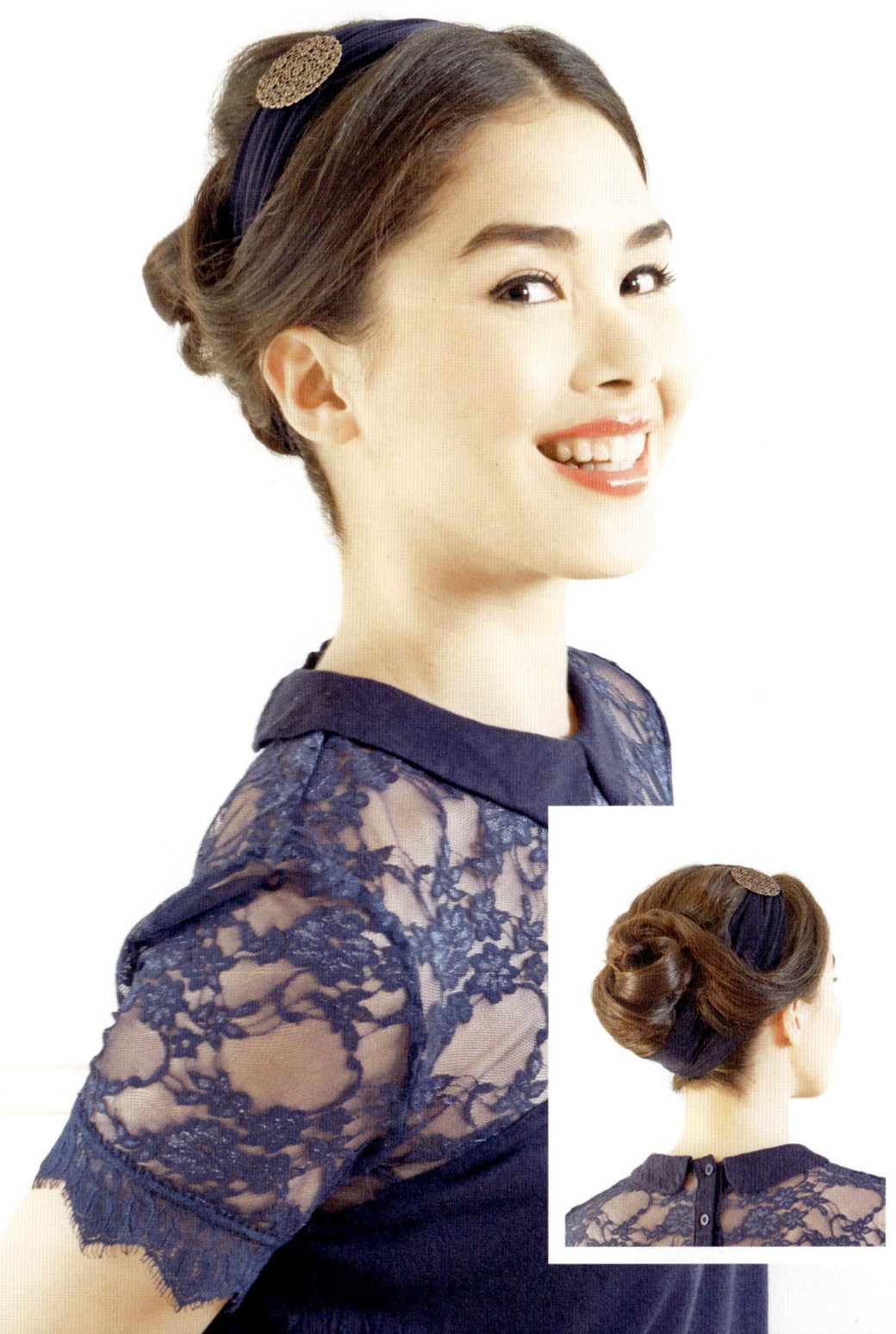

BANANE

Fortsetzung der Anleitung

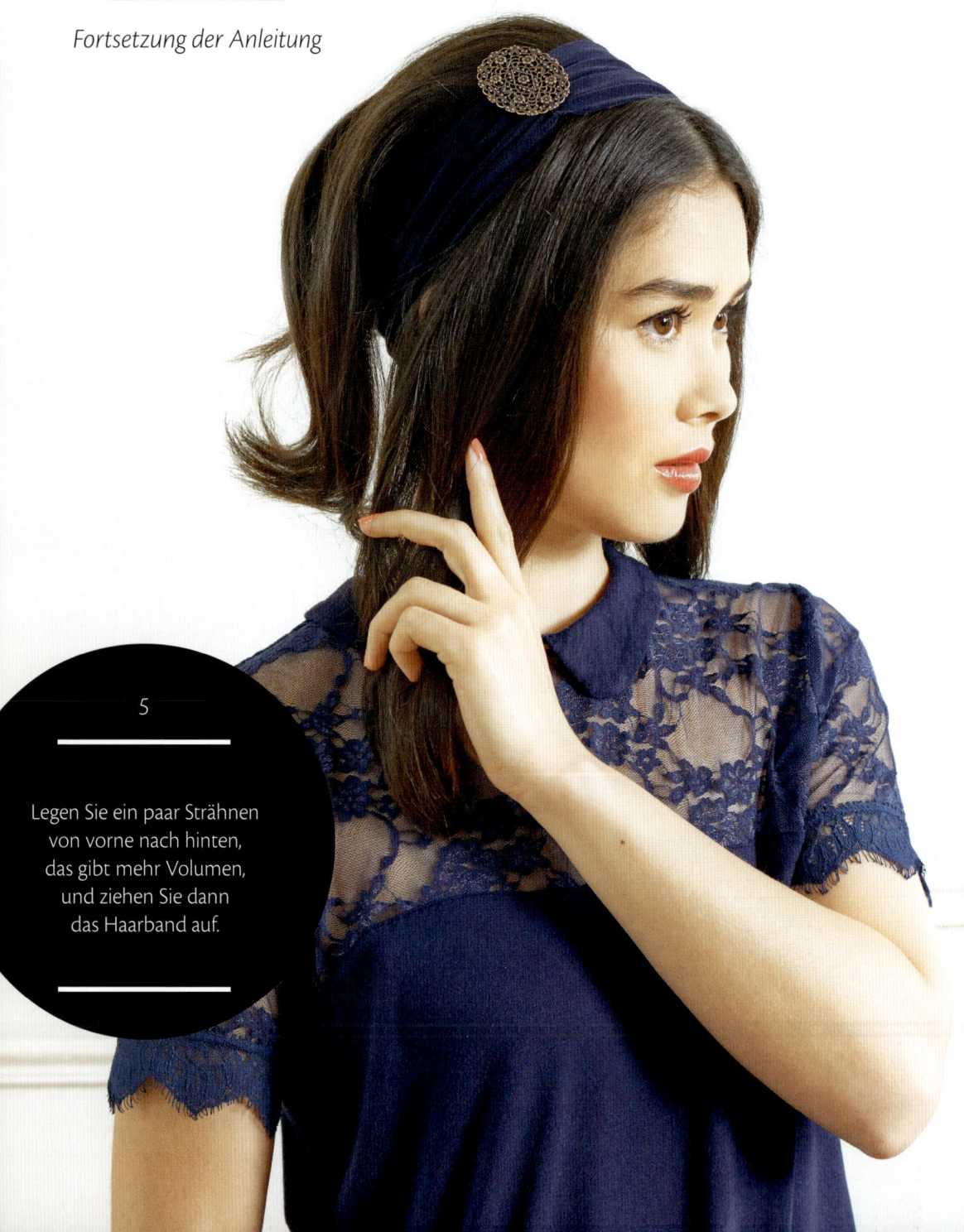

5

Legen Sie ein paar Strähnen
von vorne nach hinten,
das gibt mehr Volumen,
und ziehen Sie dann
das Haarband auf.

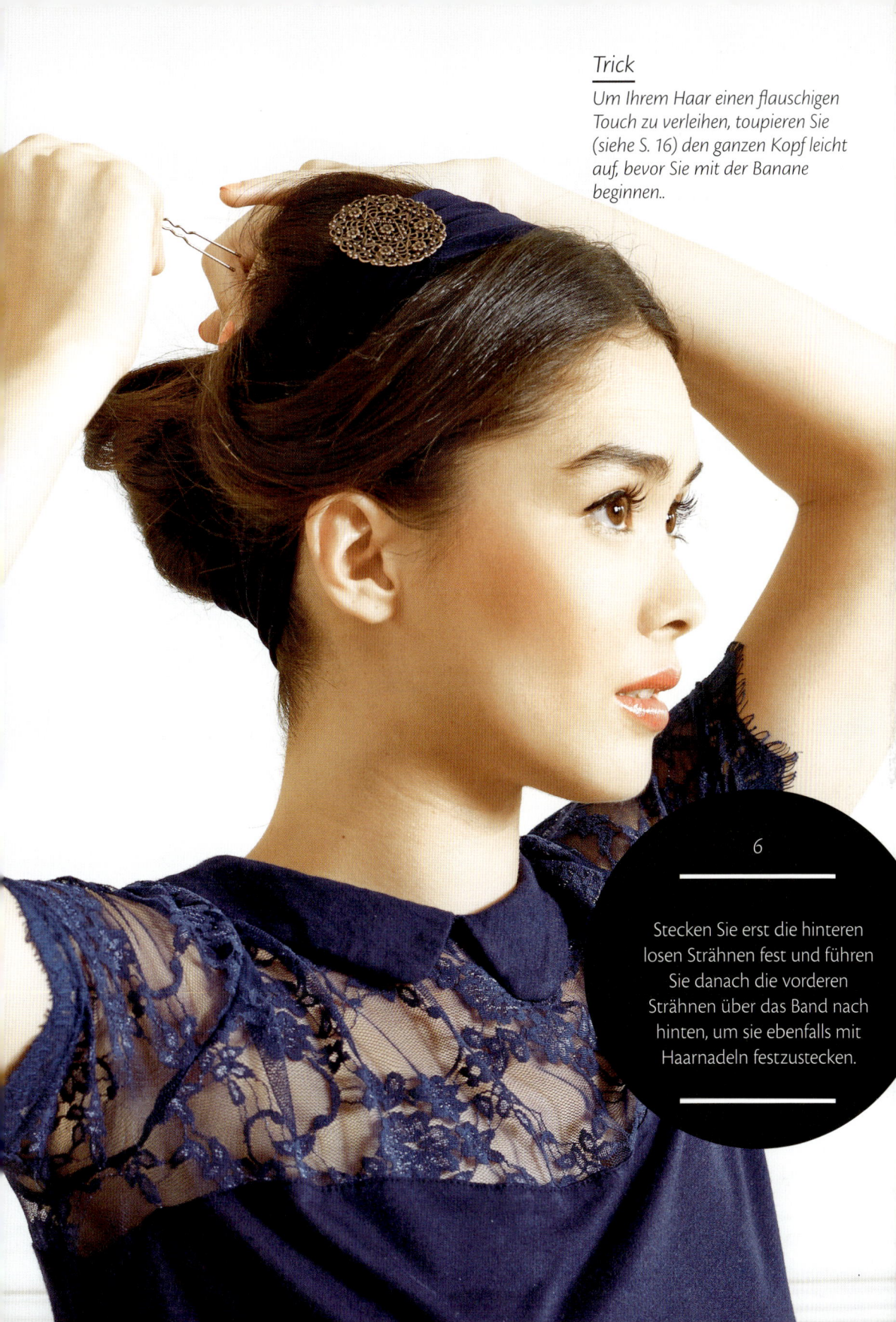

Trick

Um Ihrem Haar einen flauschigen Touch zu verleihen, toupieren Sie (siehe S. 16) den ganzen Kopf leicht auf, bevor Sie mit der Banane beginnen..

6

Stecken Sie erst die hinteren losen Strähnen fest und führen Sie danach die vorderen Strähnen über das Band nach hinten, um sie ebenfalls mit Haarnadeln festzustecken.

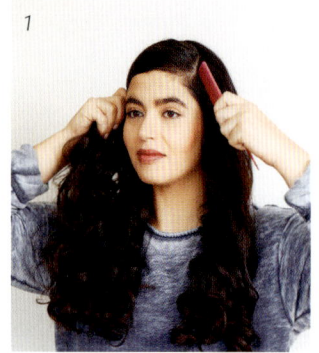

SIDE SWEPT
HAIR

Valentina – Schmales Flechtband
oder Sylva – Geflochtenes Haarband XL

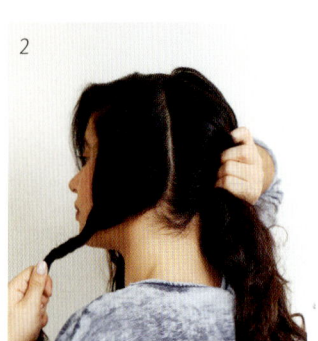

① Ziehen Sie einen Scheitel, um die Seite zu definieren, wo das Haar liegen soll.

② Teilen Sie hinter dem Ohr eine Partie ab.

③ Bürsten Sie diese Partie flach zurück und fixieren Sie sie mit Haarspray

④ Stecken Sie die Partie mittig am Hinterkopf mit überkreuzten Haarklemmen fest und lassen Sie die restlichen Haare darüberfallen.

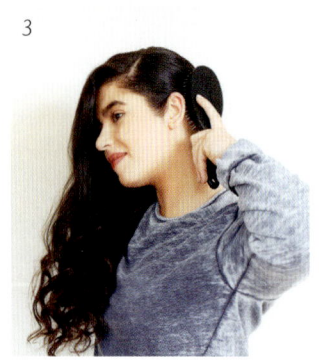

Schwierigkeitsgrad

Accessoires

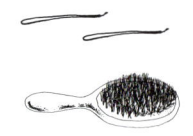

Geeignete
Gesichtsformen

oval   eckig

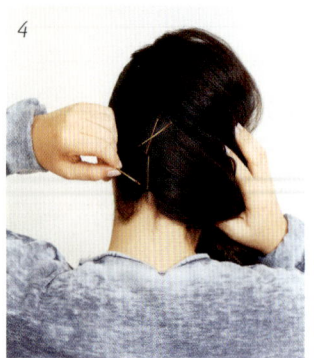

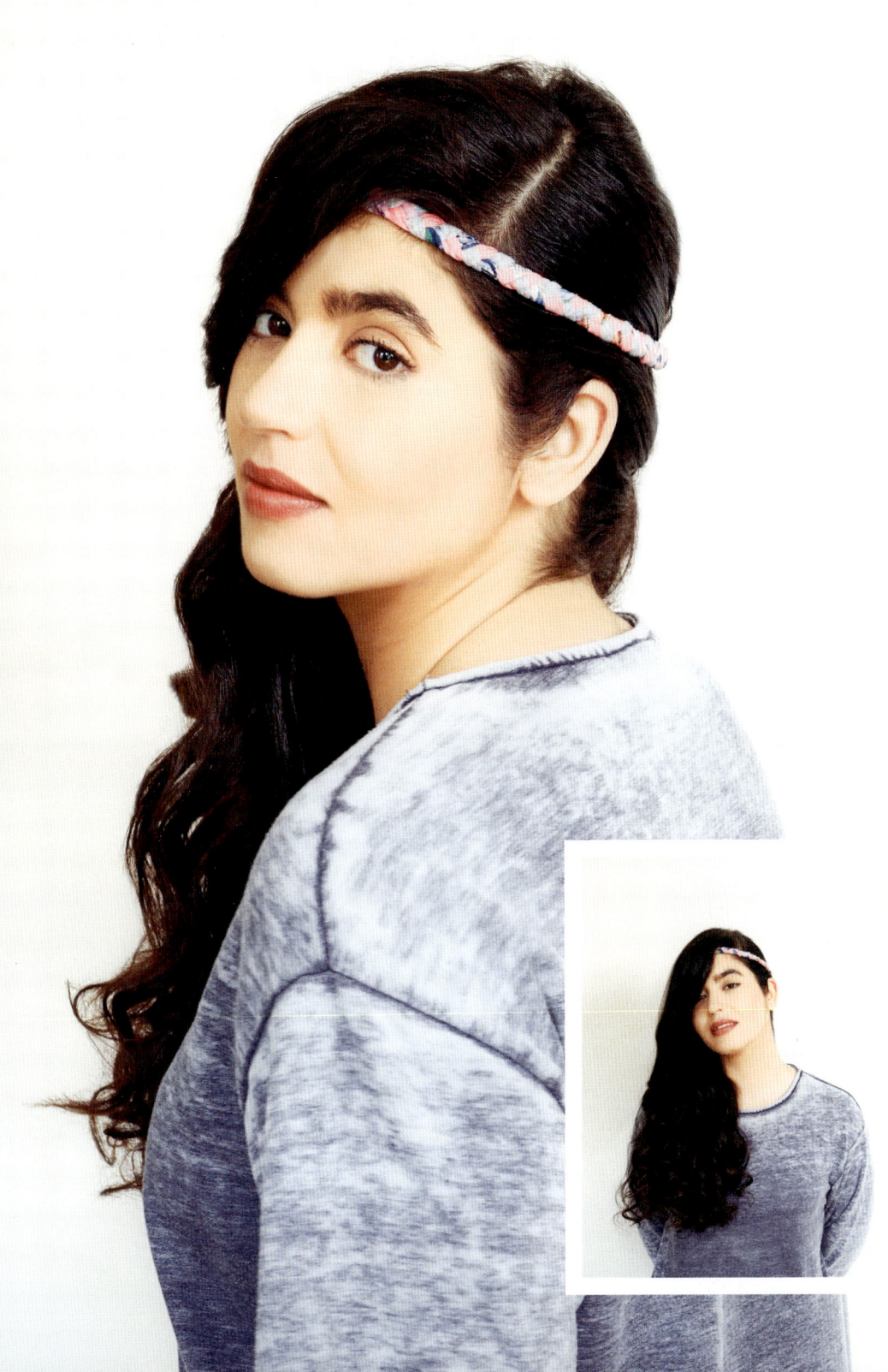

SIDE SWEPT
HAIR

Fortsetzung der Anleitung

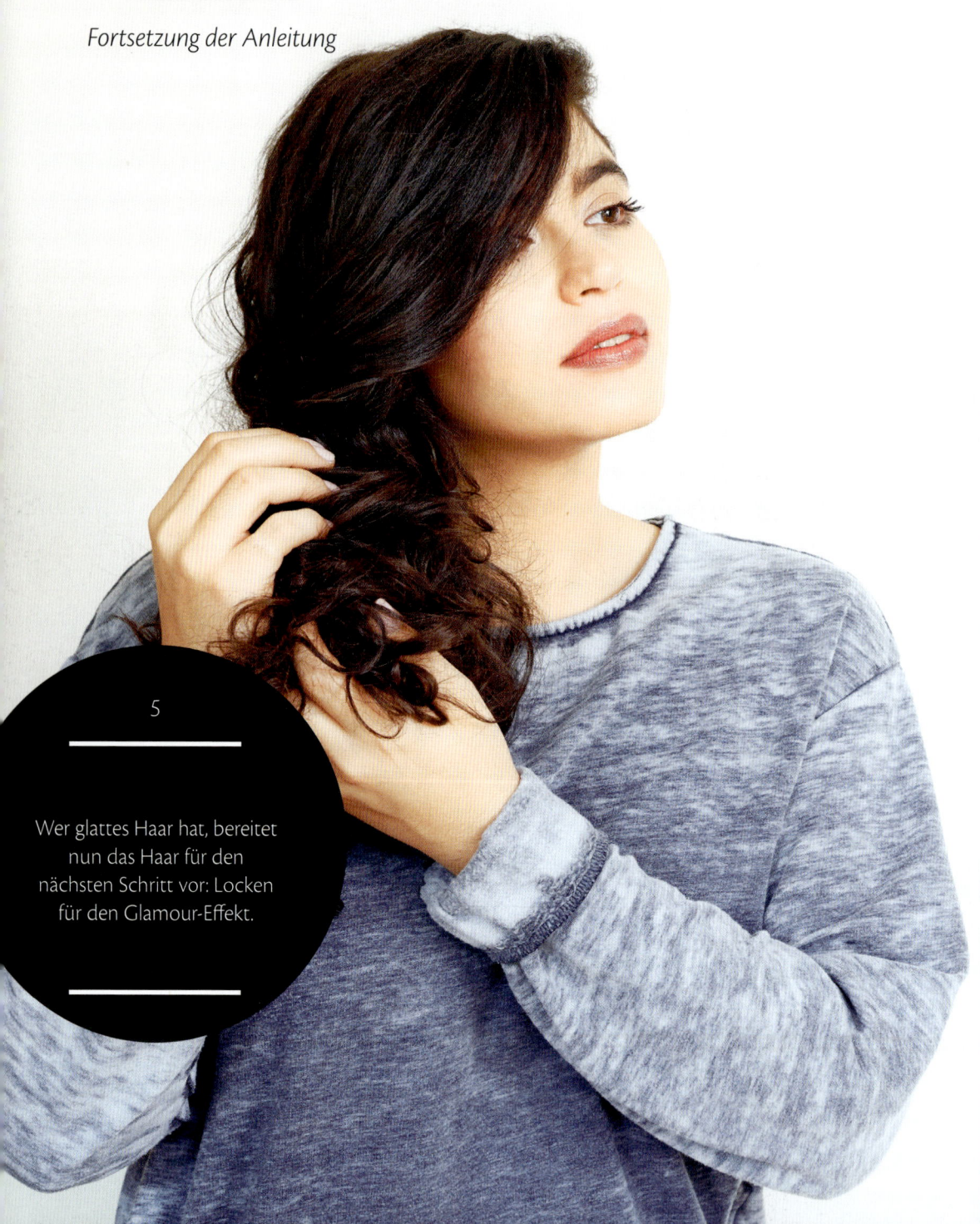

5

Wer glattes Haar hat, bereitet
nun das Haar für den
nächsten Schritt vor: Locken
für den Glamour-Effekt.

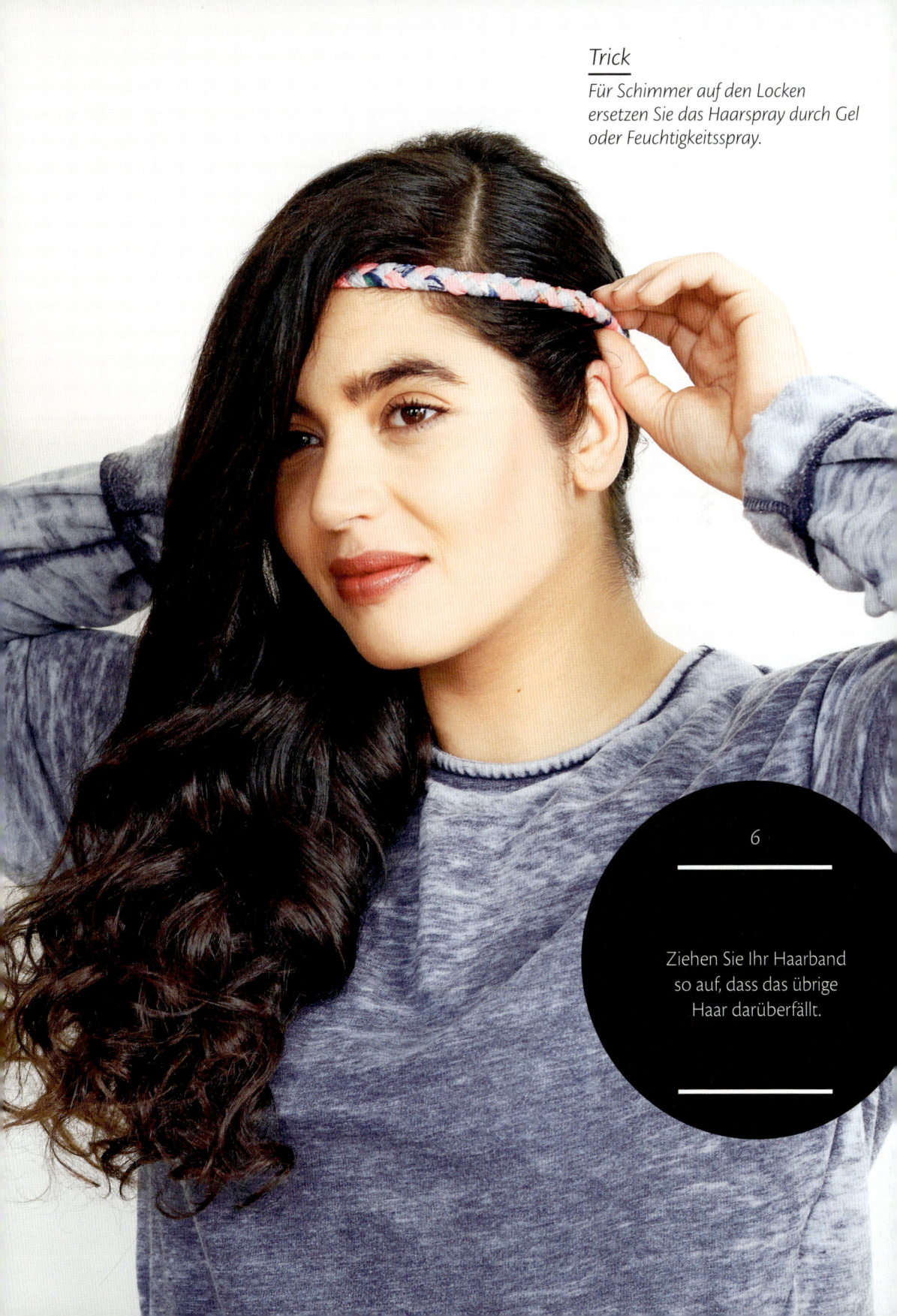

Trick

*Für Schimmer auf den Locken
ersetzen Sie das Haarspray durch Gel
oder Feuchtigkeitsspray.*

6

Ziehen Sie Ihr Haarband
so auf, dass das übrige
Haar darüberfällt.

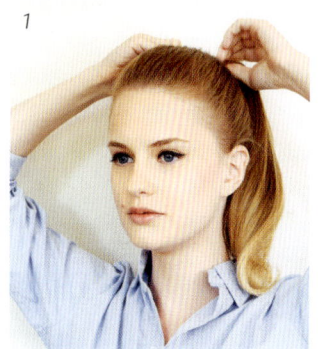

1

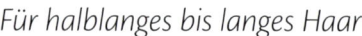

DUTT
À LA BARDOT

Elisa – Schmales Haarband

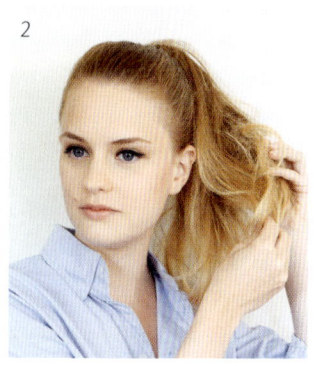

2

① Binden Sie Ihr Haar locker zu einem hohen Pferdeschwanz zusammen.

② Geben Sie dem Pferdeschwanz Textur, indem Sie mit den Fingerspitzen Haarpuder hineinkneten.

③ Legen Sie ihn zu einem weichen, kugeligen Dutt, den Sie mit Haarnadeln fixieren.

④ Binden Sie das Haarband um den Kopf.

Trick

Ein rundes Gesicht wirkt oval, wenn der Dutt nach oben zeigt und so das Gesicht in die Länge zieht. Umgekehrt wirkt ein ovales Gesicht rundlicher, wenn der Dutt nicht nach oben, sondern zu den Seiten zeigt.

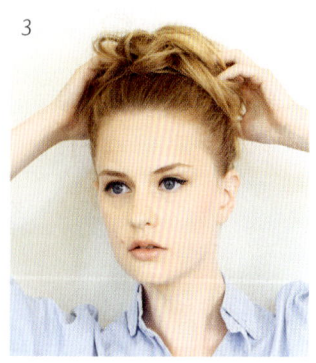

3

Schwierigkeitsgrad

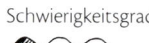

Accessoires

Geeignete
Gesichtsformen

oval   rund

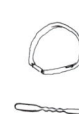
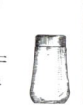
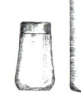

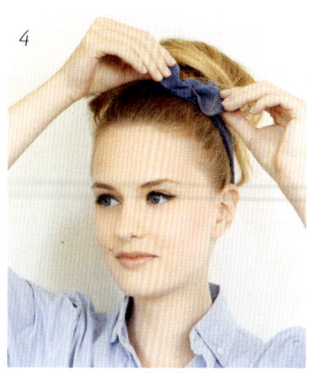

4

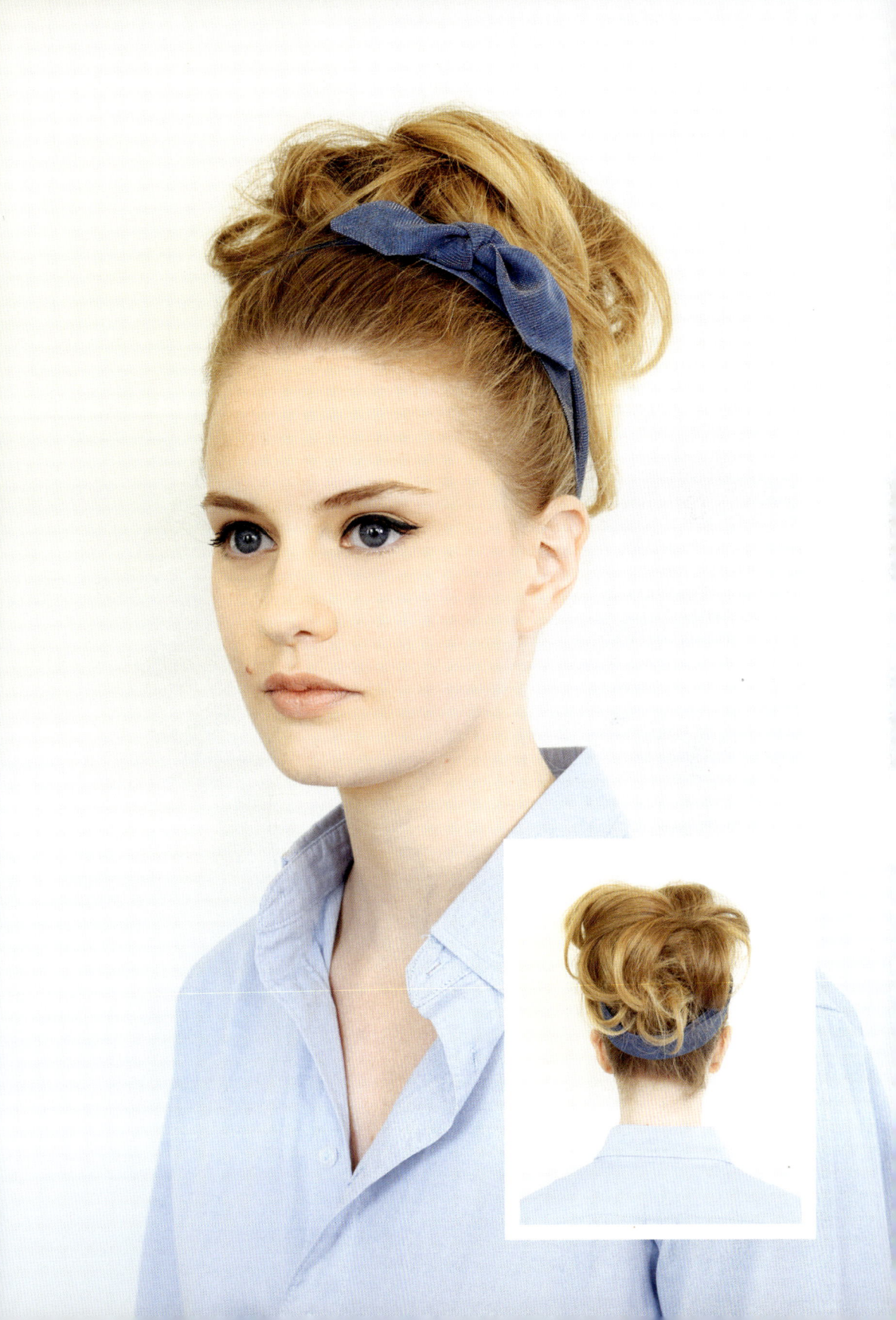

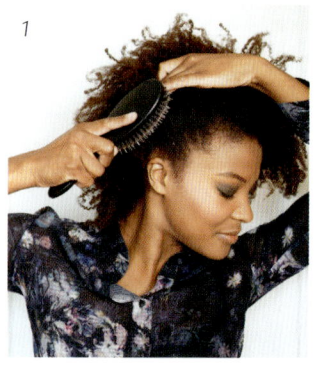

1

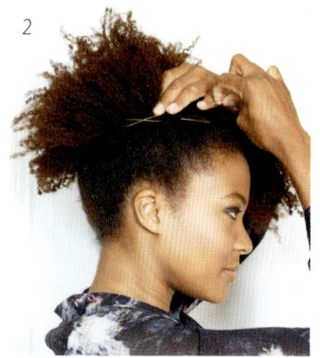

2

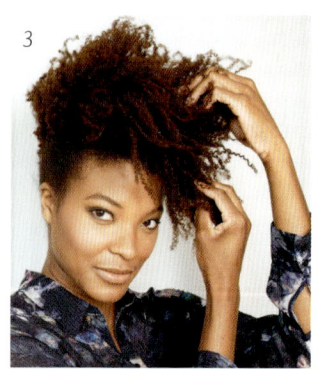

3

Für halblanges bis langes Haar

LOCKENKRONE

*Andrea – Geflochtenes Haarband XXL
oder Milo – flach geflochtenes Haarband*

① Sprühen Sie Spray auf die Haarbürste und bürsten Sie das Haar nach oben, damit die Seiten flach am Kopf liegen.

② Fixieren Sie die einzelnen Strähnen mit über Kreuz gesteckten Klemmen.

③ Stilvoller wird die Krone durch zusätzliches, leichtes Toupieren (siehe S. 16). Mit Haarnadeln fixieren Sie das Ganze.

④ Legen Sie das gewünschte Band an und befestigen Sie es über Kreuz (siehe S. 17).

Trick

Keine Panik, wenn Sie glattes, wenig griffiges Haar haben: Sie können diese Krone verwirklichen, wenn Sie das Haar vorher in Locken legen.

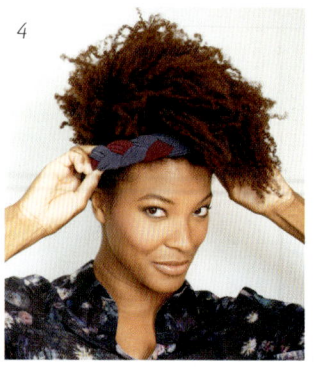

4

Schwierigkeitsgrad

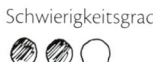

Geeignete
Gesichtsformen

rund   eckig

Accessoires

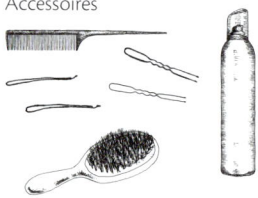

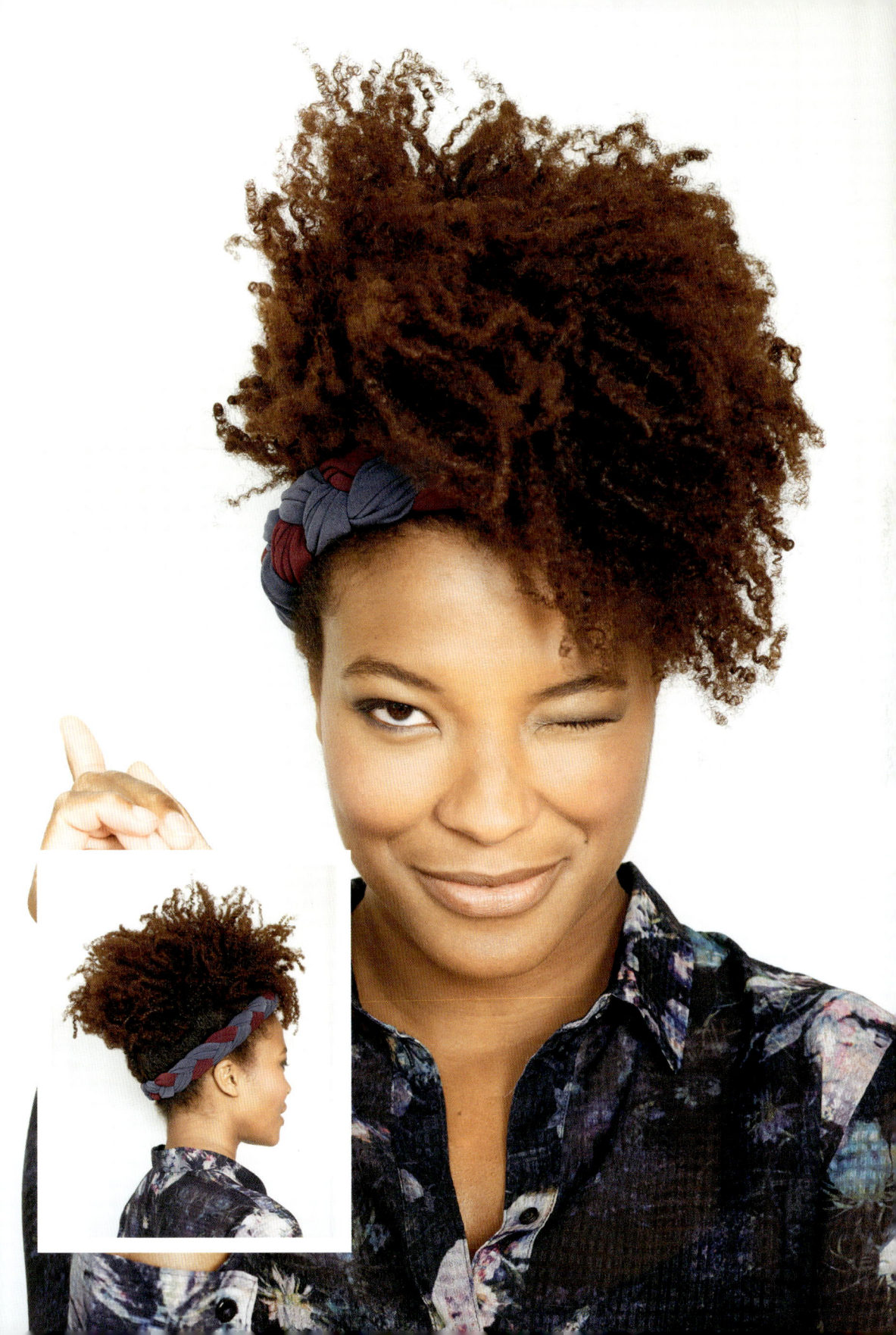

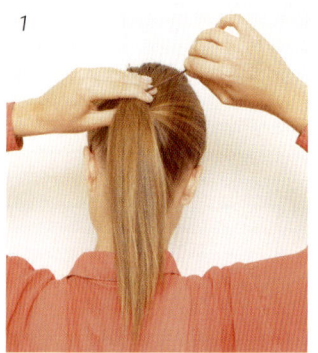

TIEFER KNOTEN

*Milo – Flach geflochtenes Haarband
oder Hanna – Flechtband aus 4 Strängen*

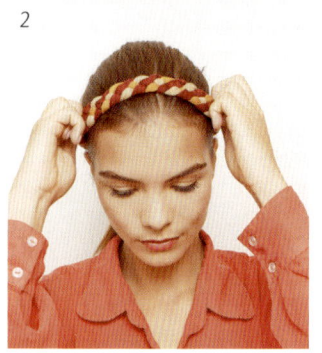

① Nehmen Sie das Haar am Hinterkopf mithilfe eines Haarbinders zu einem Pferdeschwanz zusammen.

② Ziehen Sie das Haarband auf.

③ Nehmen Sie eine Strähne des Pferdeschwanzes, geben Sie Haarspray darauf und winden Sie sie um den Haarbinder. Mit Haarnadeln feststecken.

④ Toupieren Sie (siehe S. 16) die Unterseite des Pferdeschwanzes auf.

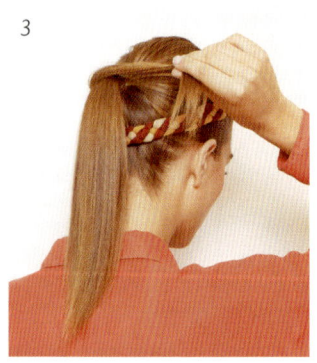

Schwierigkeitsgrad

Geeignete
Gesichtsformen

oval   rund

Accessoires

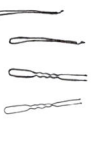 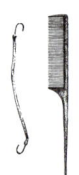 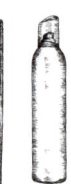

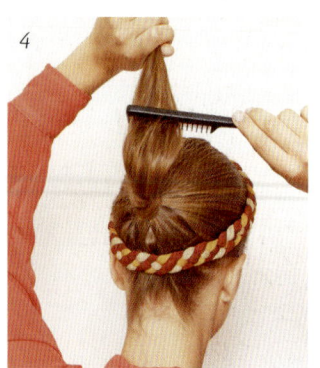

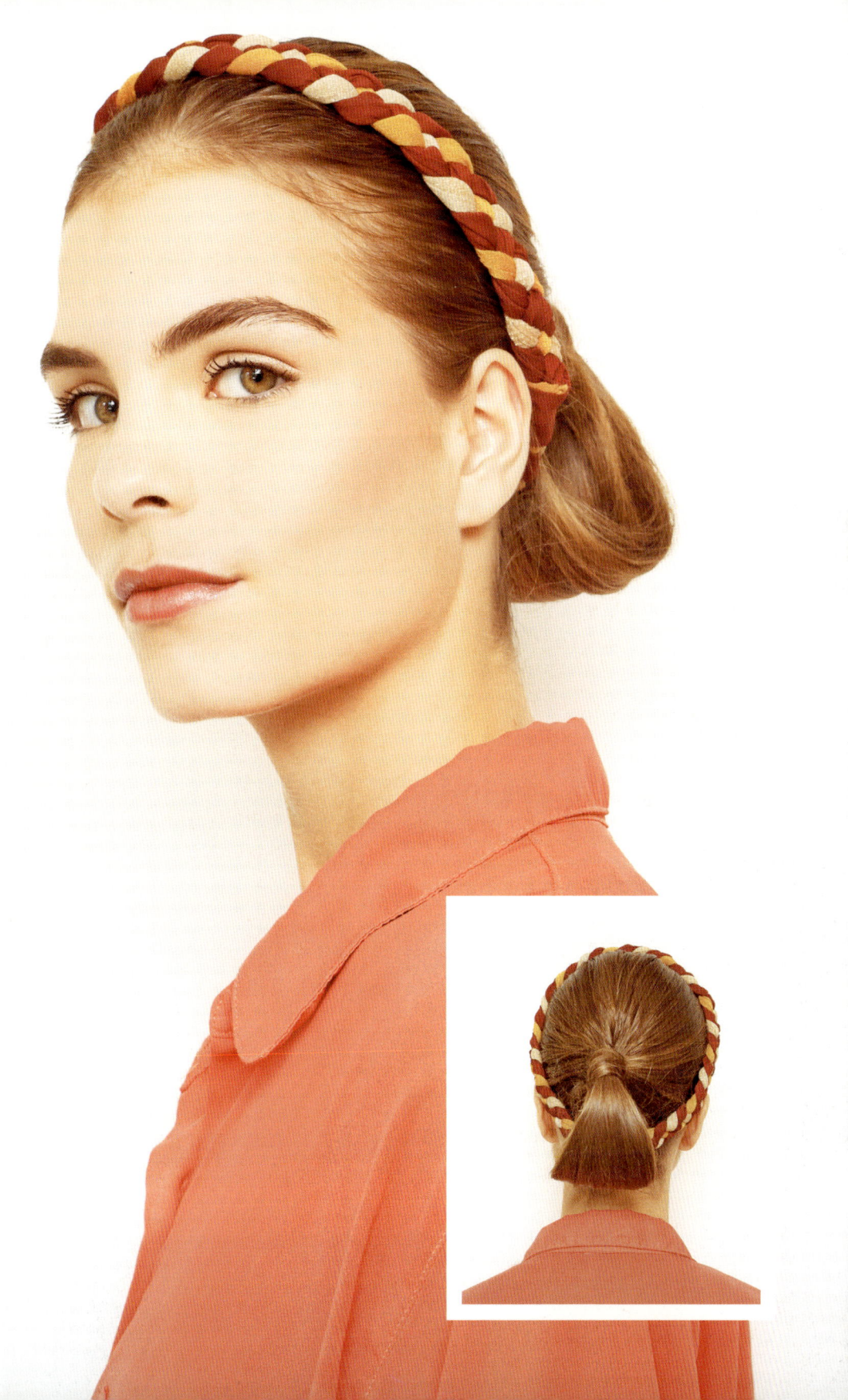

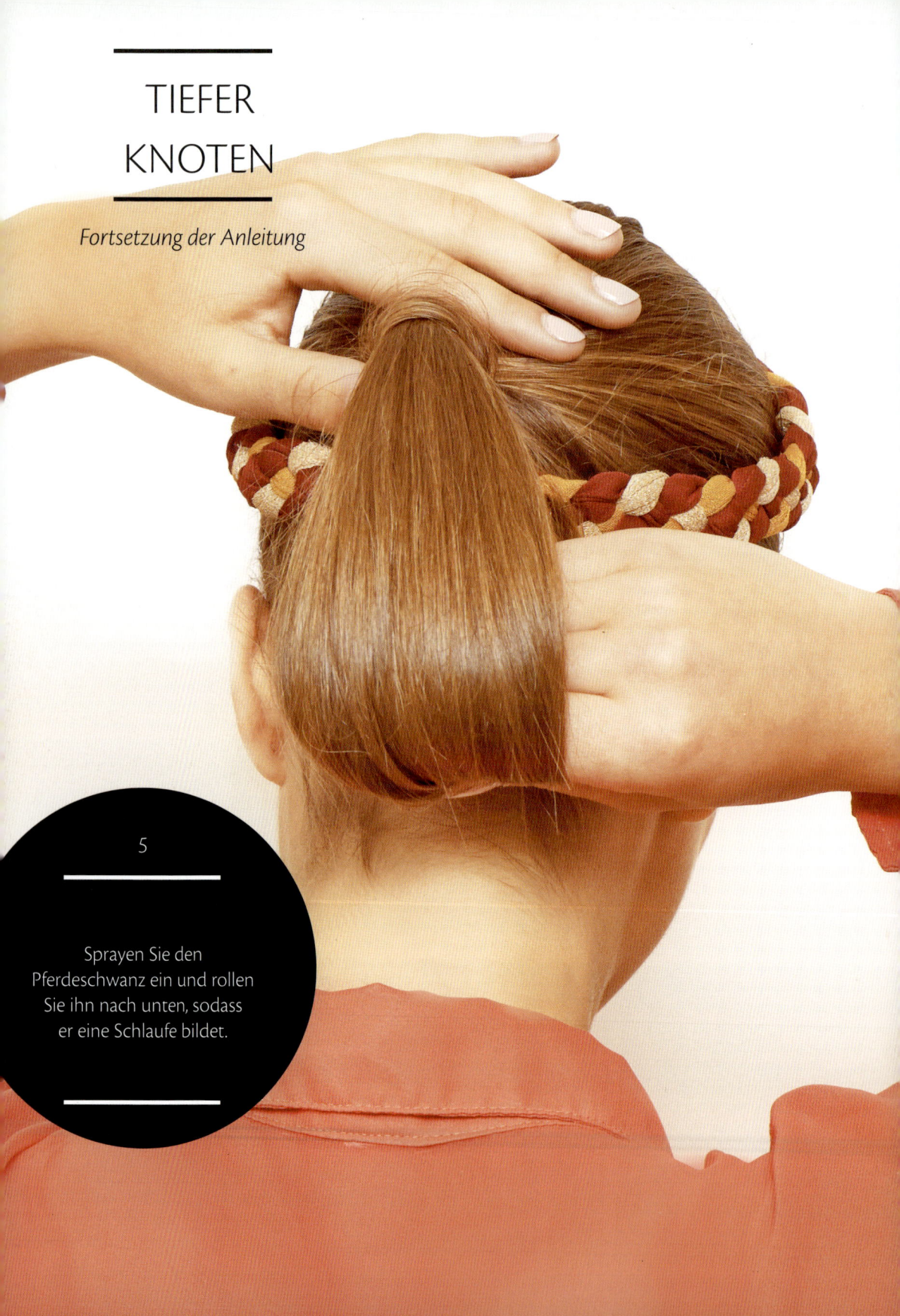

TIEFER
KNOTEN

Fortsetzung der Anleitung

5

Sprayen Sie den
Pferdeschwanz ein und rollen
Sie ihn nach unten, sodass
er eine Schlaufe bildet.

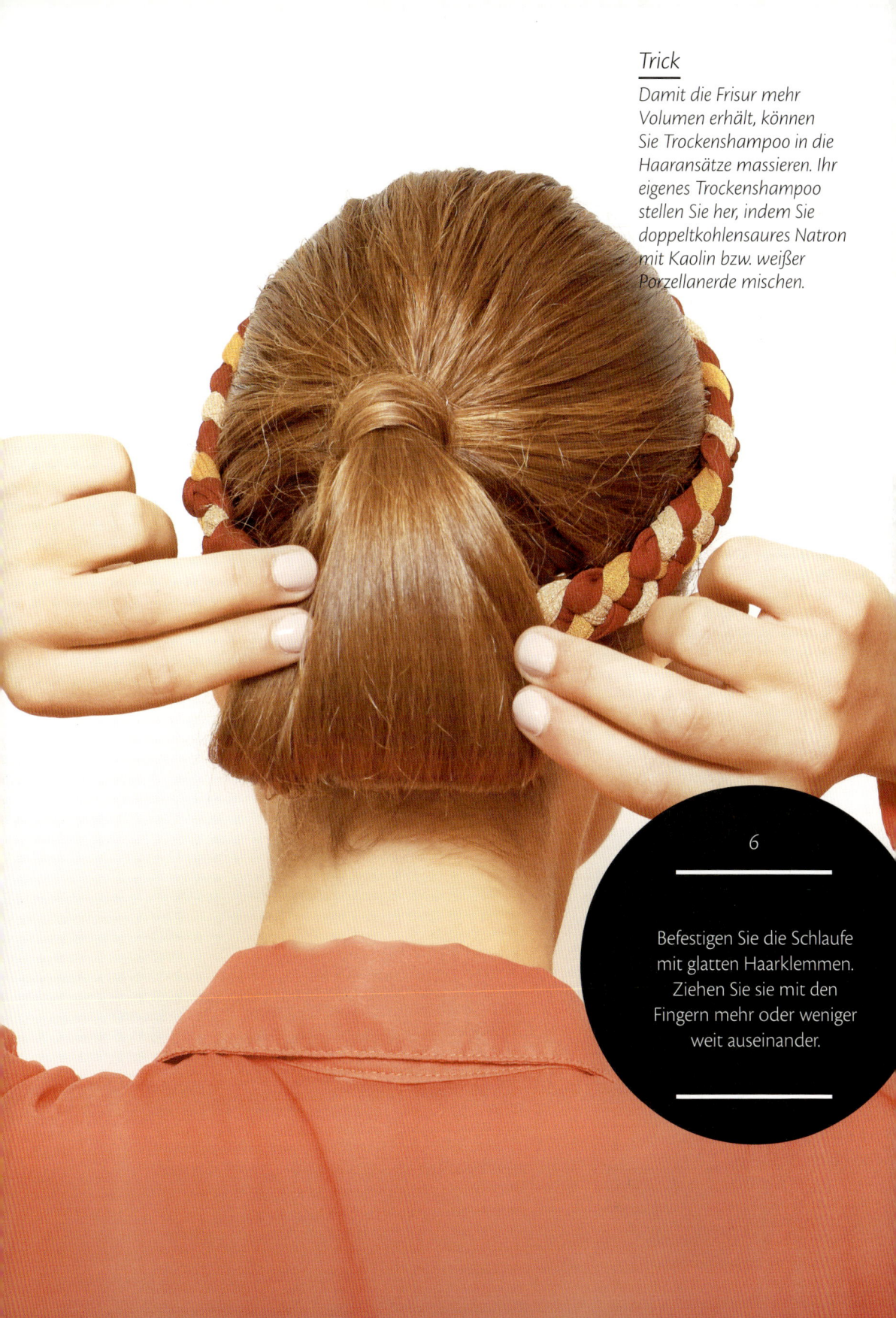

Trick

Damit die Frisur mehr Volumen erhält, können Sie Trockenshampoo in die Haaransätze massieren. Ihr eigenes Trockenshampoo stellen Sie her, indem Sie doppeltkohlensaures Natron mit Kaolin bzw. weißer Porzellanerde mischen.

6

Befestigen Sie die Schlaufe mit glatten Haarklemmen. Ziehen Sie sie mit den Fingern mehr oder weniger weit auseinander.

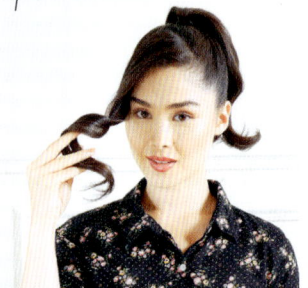

1

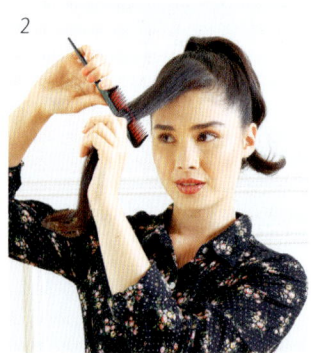

2

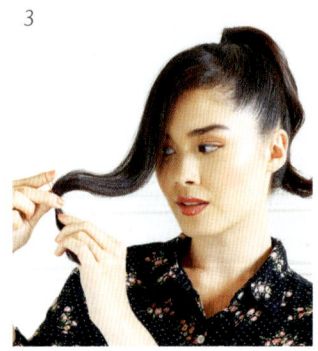

3

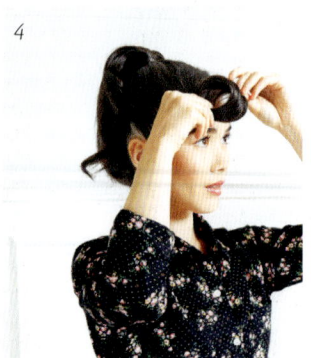

4

Für halblanges bis langes Haar

VICTORY ROLLS

*Valentina – Schmales Flechtband
oder Hanna – Flechtband aus 4 Strängen*

① Teilen Sie eine breite Strähne an der Stirn ab. Fassen Sie die restlichen Haare zu einem festsitzenden hohen Pferdeschwanz zusammen.

② Toupieren Sie (siehe S. 16) den Ansatz der Stirnsträhne.

③ Binden Sie das Ende mit einem Gummi zusammen.

④ Rollen Sie die Strähne um sich selbst, bis sie eine Schnecke bildet. Helfen Sie dabei ruhig mit den Fingern nach.

Schwierigkeitsgrad

Geeignete Gesichtsformen

oval   rund

Accessoires

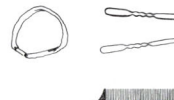

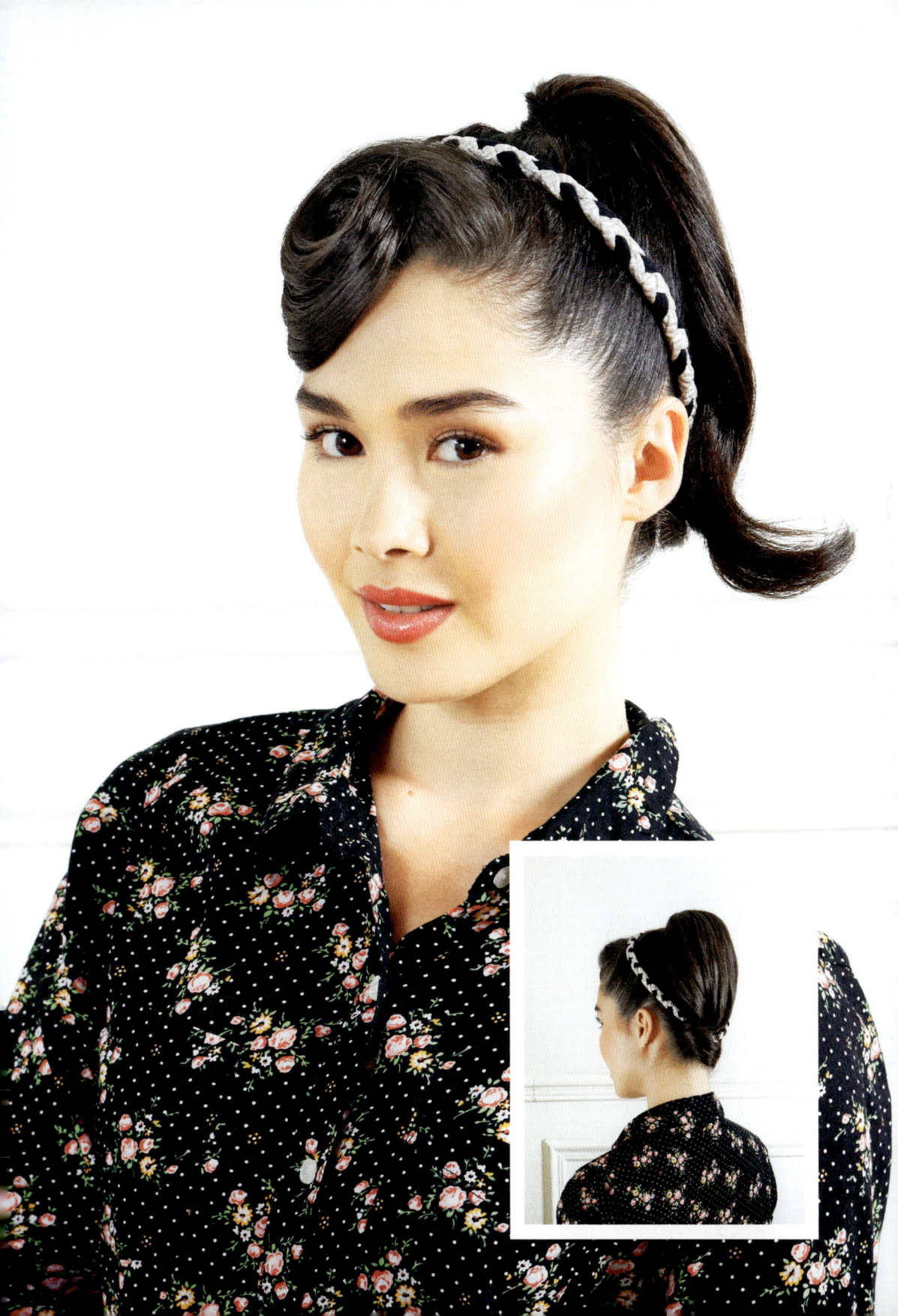

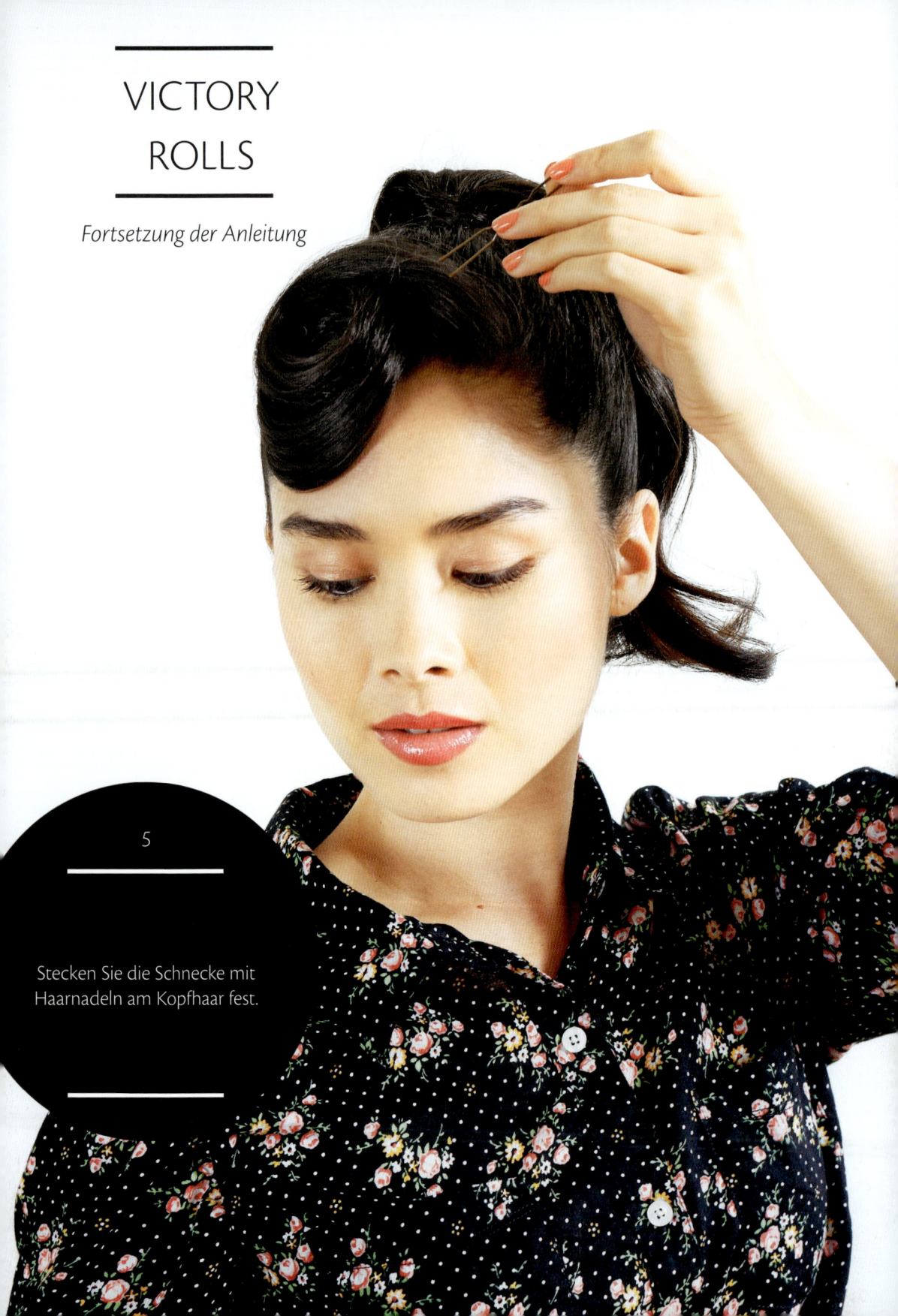

VICTORY ROLLS

Fortsetzung der Anleitung

5

Stecken Sie die Schnecke mit Haarnadeln am Kopfhaar fest.

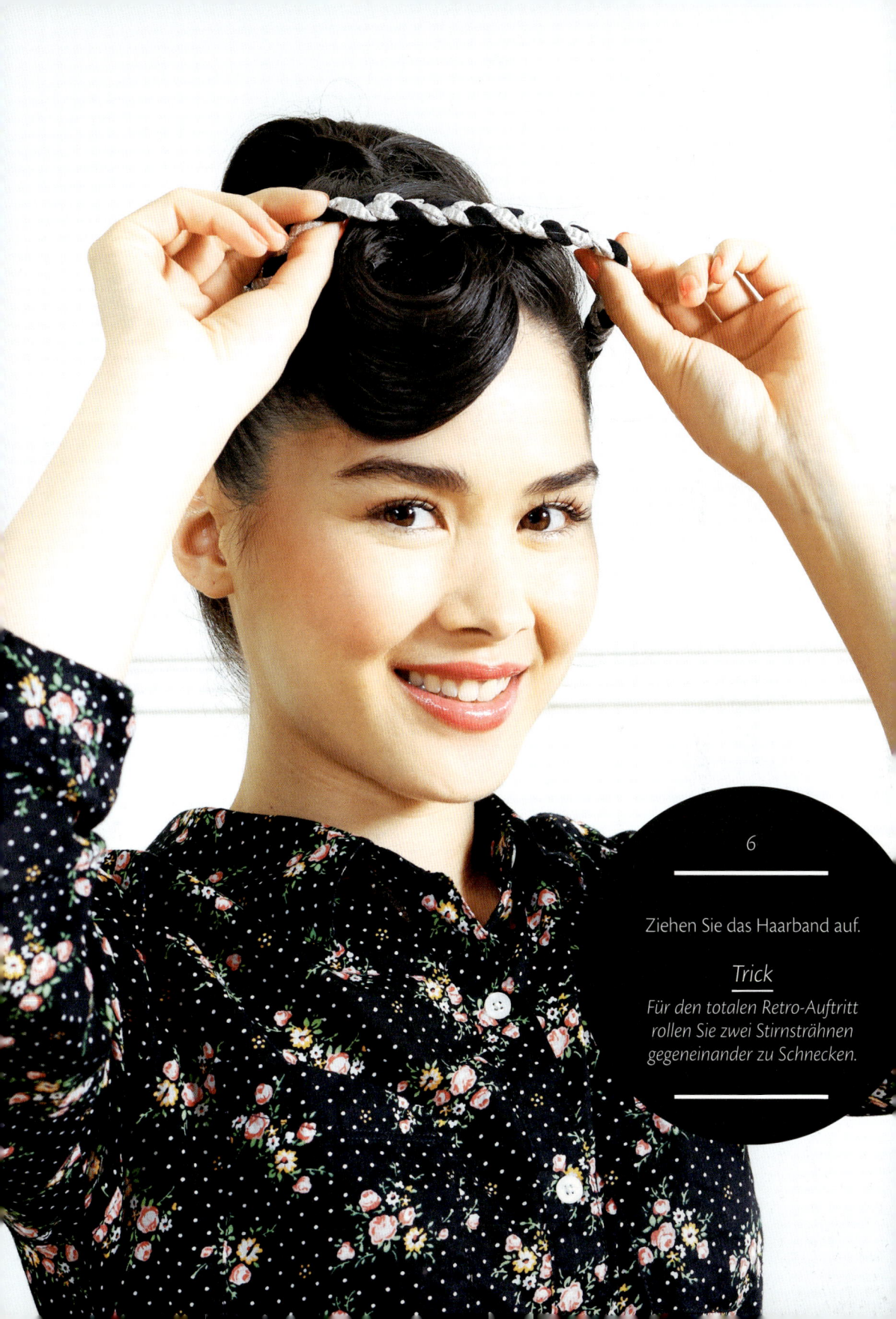

6

Ziehen Sie das Haarband auf.

Trick
Für den totalen Retro-Auftritt rollen Sie zwei Stirnsträhnen gegeneinander zu Schnecken.

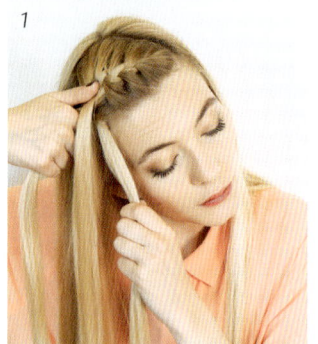

FRANZÖSISCHER ZOPF

Elisa – Schmales Haarband

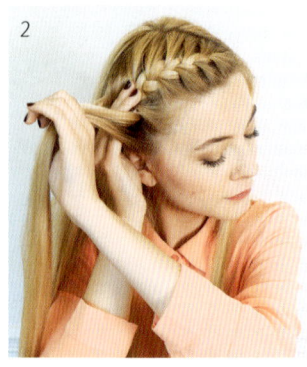

① Ziehen Sie einen schrägen Seitenscheitel. Teilen Sie an der Stirn drei schmale Strähnen ab. Flechten Sie einen Zopf eng am Kopf, indem Sie zu jeder Strähne jeweils eine schmale Strähne aus dem offenen Haar hinzunehmen.

② Flechten Sie den Zopf fest rund um den Kopf und schieben ihn dabei jeweils dorthin, wo er sitzen soll.

③ Wenn Sie einmal um den Kopf herum sind, flechten Sie die Längen zu einem gewöhnlichen Zopf, den Sie mit einem Gummiband zusammenbinden.

④ Nehmen Sie das Haarband doppelt und binden Sie es mit einer Schleife um das Zopfende. Lockern Sie mit den Fingern den Zopf etwas auf.

Trick

Die Flechtkünstlerinnen unter Ihnen flechten das Haarband in den französischen Zopf mit ein.

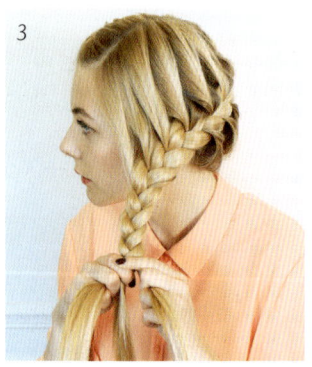

Schwierigkeitsgrad

Accessoires

Geeignete Gesichtsformen

oval   eckig

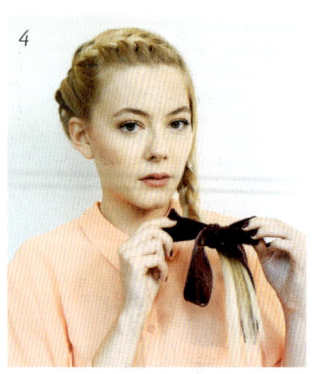

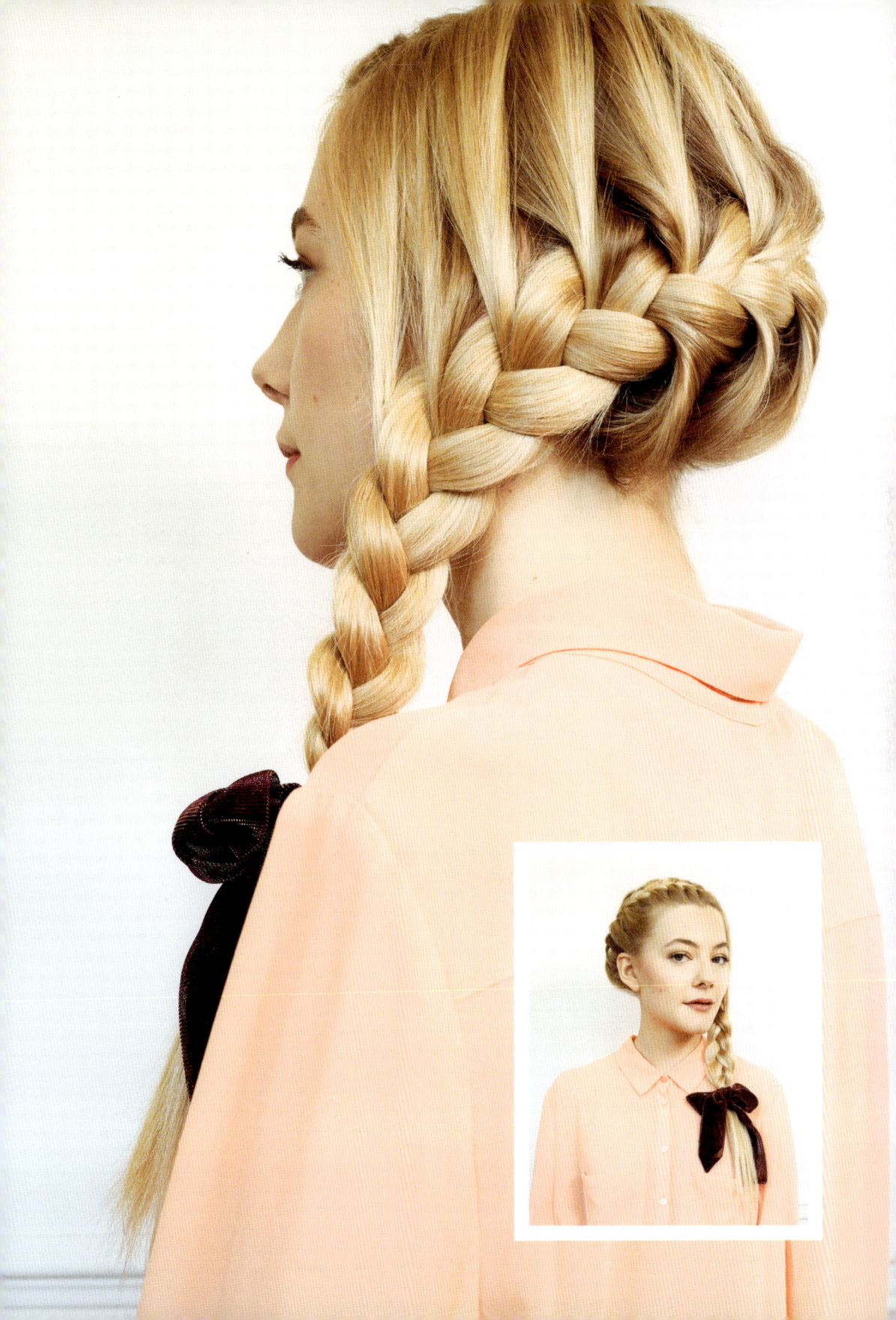

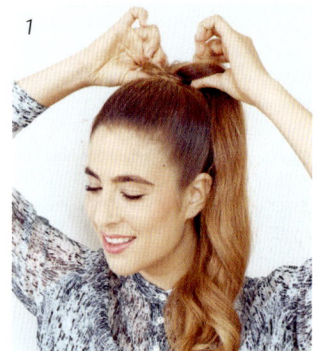

1

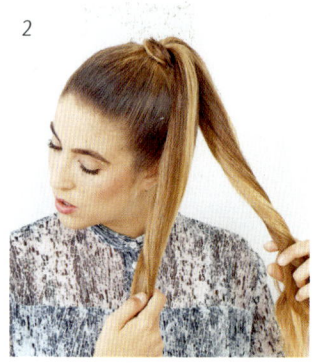

2

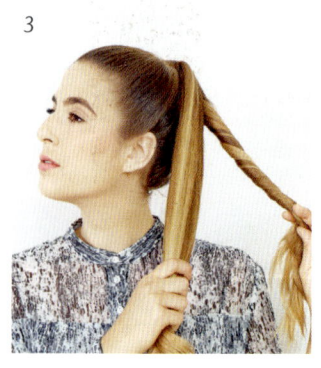

3

KORDELZOPF

Miry – Halbturban

① Nehmen Sie Ihr Haar am Hinterkopf zu einem hohen Pferdeschwanz zusammen. Binden Sie ein Haargummi darum, das Sie unter einer Strähne verstecken (siehe S. 18).

② Teilen Sie den Pferdeschwanz in zwei gleiche Partien, die Sie mit Haarspray einnebeln.

③ Drehen Sie die erste Partie gut ein, festhalten!

④ Zwirbeln Sie den zweiten Zopfteil in dieselbe Richtung fest zusammen.

4

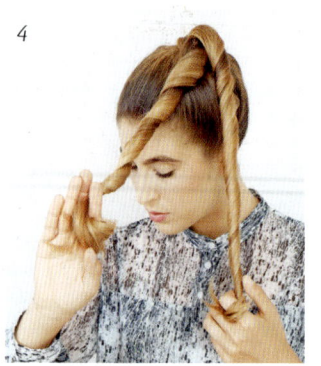

Schwierigkeitsgrad

Geeignete
Gesichtsformen

rund   eckig

Accessoires

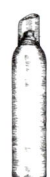

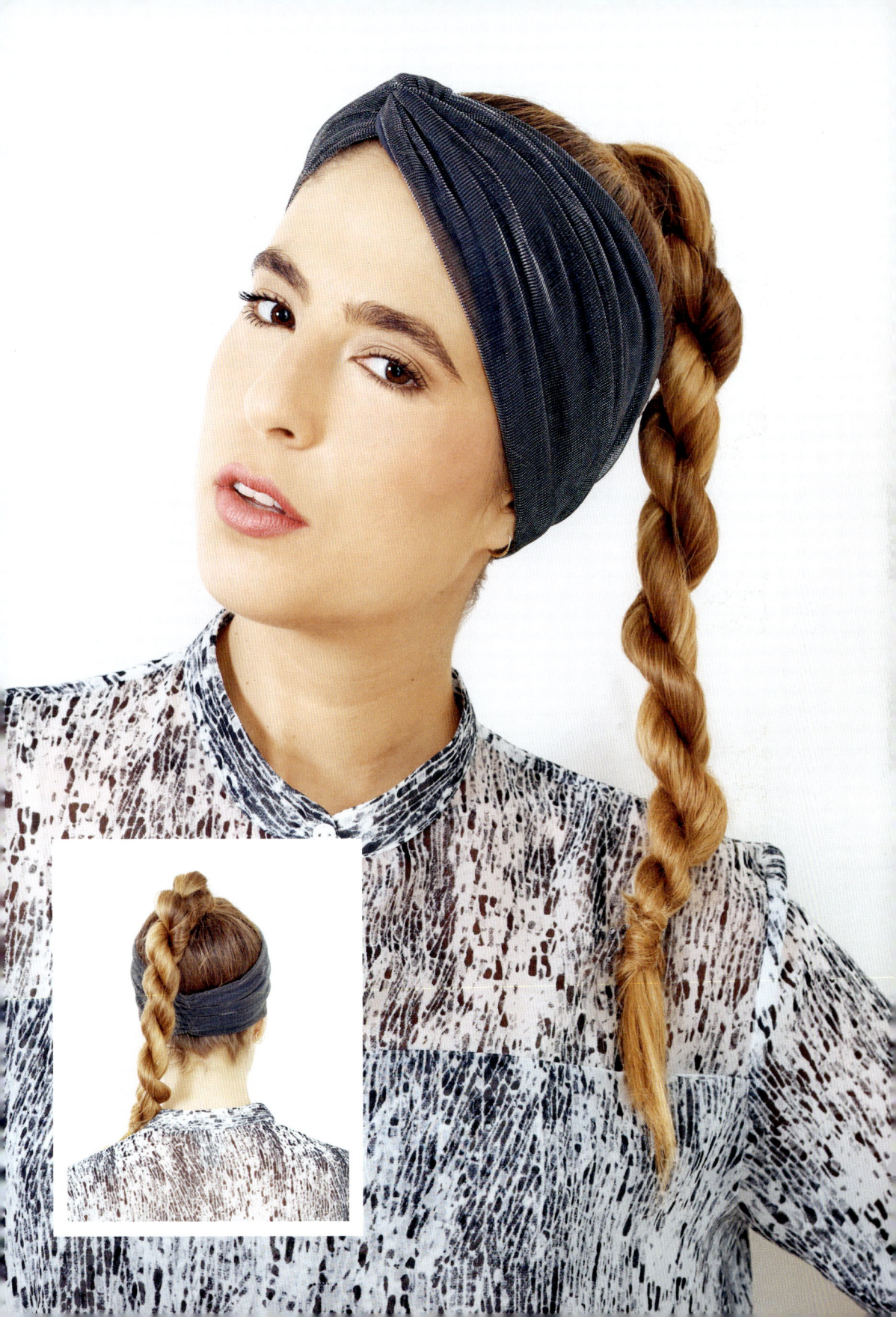

KORDELZOPF

Fortsetzung der Anleitung

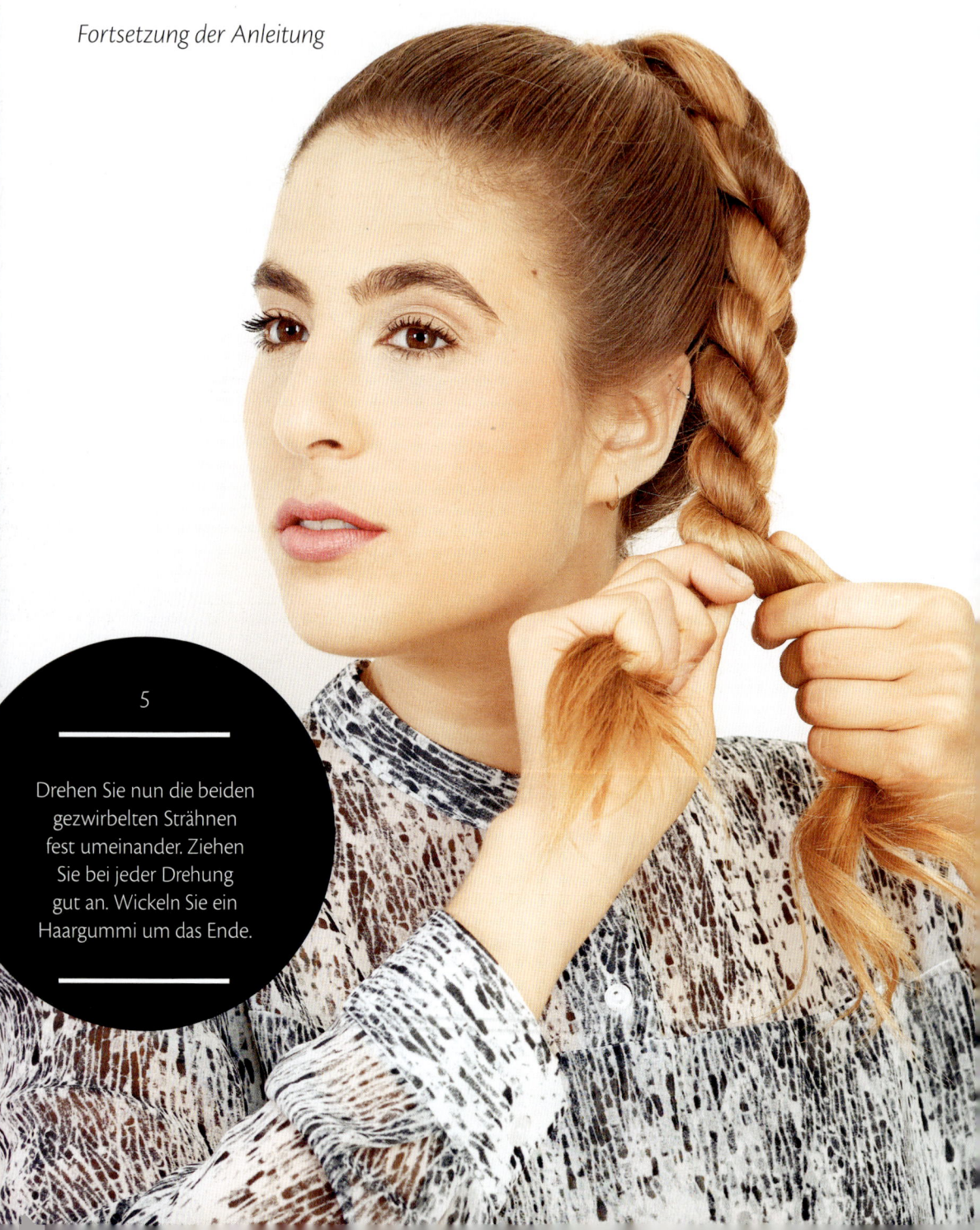

5

Drehen Sie nun die beiden gezwirbelten Strähnen fest umeinander. Ziehen Sie bei jeder Drehung gut an. Wickeln Sie ein Haargummi um das Ende.

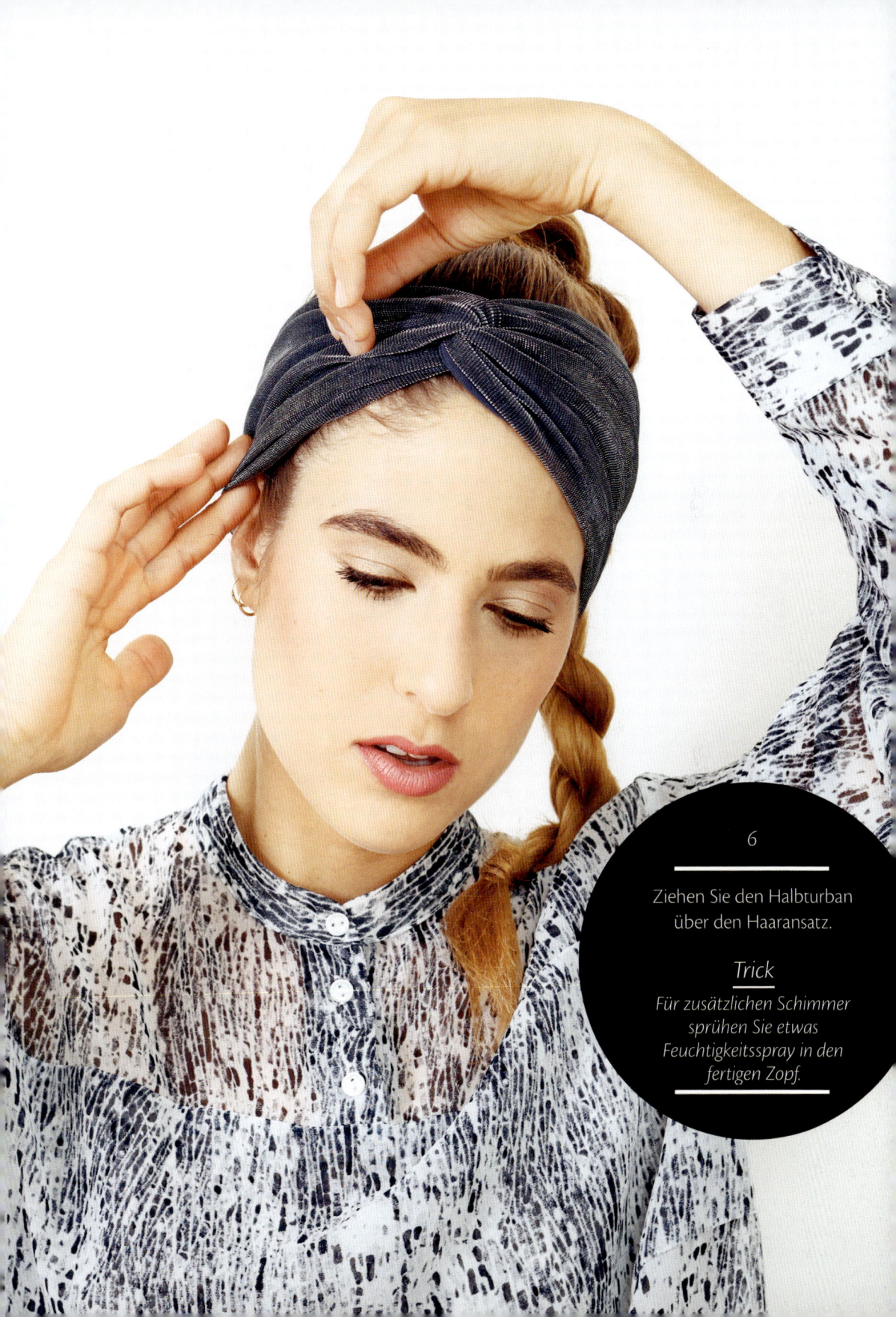

6

Ziehen Sie den Halbturban über den Haaransatz.

Trick
Für zusätzlichen Schimmer sprühen Sie etwas Feuchtigkeitsspray in den fertigen Zopf.

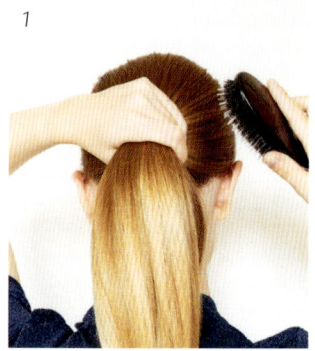

1

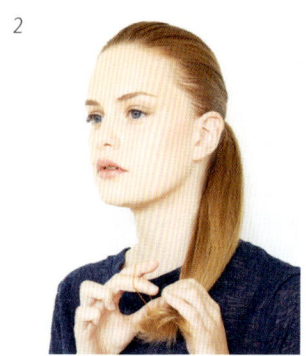

2

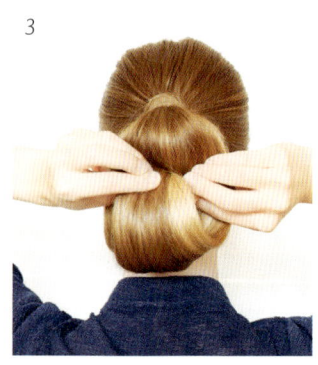

3

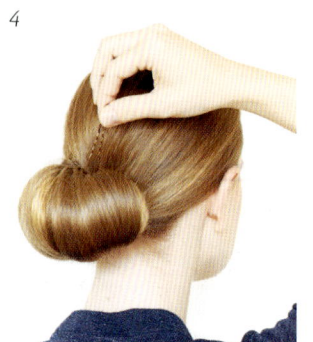

4

Für halblanges bis langes Haar

HAARKNOTEN
MIT BAND

Hanna – Flechtband aus 4 Strängen
oder Louna – Haarband mit Brosche

① Bereiten Sie Ihr Haar vor, indem Sie es für den glamourösen Effekt mit einem Glätteisen in Locken ziehen (siehe S. 18).

② Ziehen Sie von Ohr zu Ohr einen Scheitel und teilen Sie das Haar dadurch in zwei Partien.

③ Binden Sie den hinteren Teil mit einem Gummiband zusammen. Das hilft Ihnen, das Haar einzurollen.

④ Rollen Sie das Haar nach innen ein und befestigen Sie es im Nacken mit glatten Haarklemmen, die Sie kreuzweise übereinanderschieben.

Schwierigkeitsgrad

🌑🌑⚪

Geeignete
Gesichtsformen

Accessoires

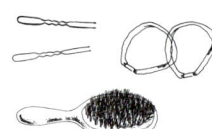

oval   rund

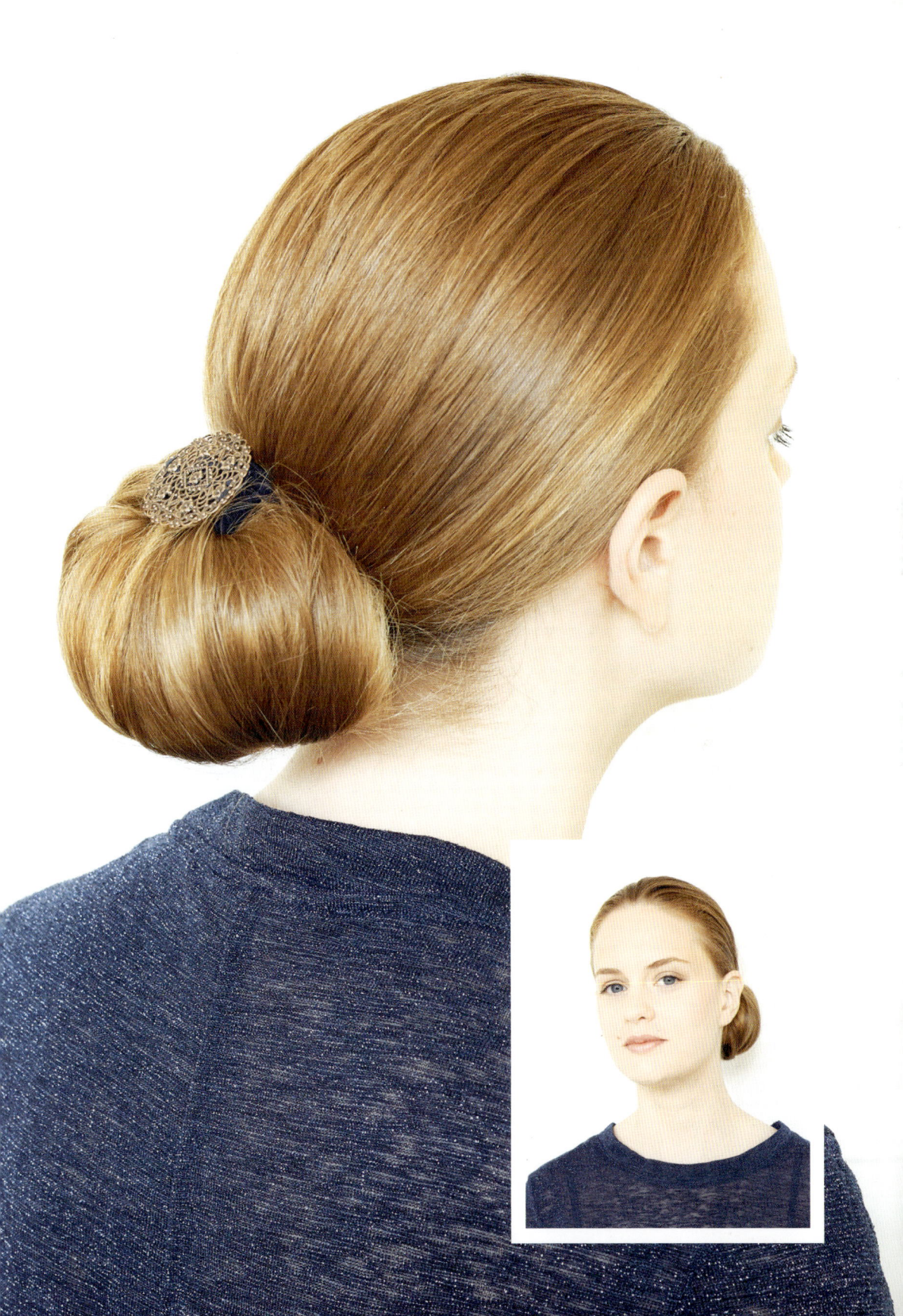

HAARKNOTEN
MIT BAND

Fortsetzung der Anleitung

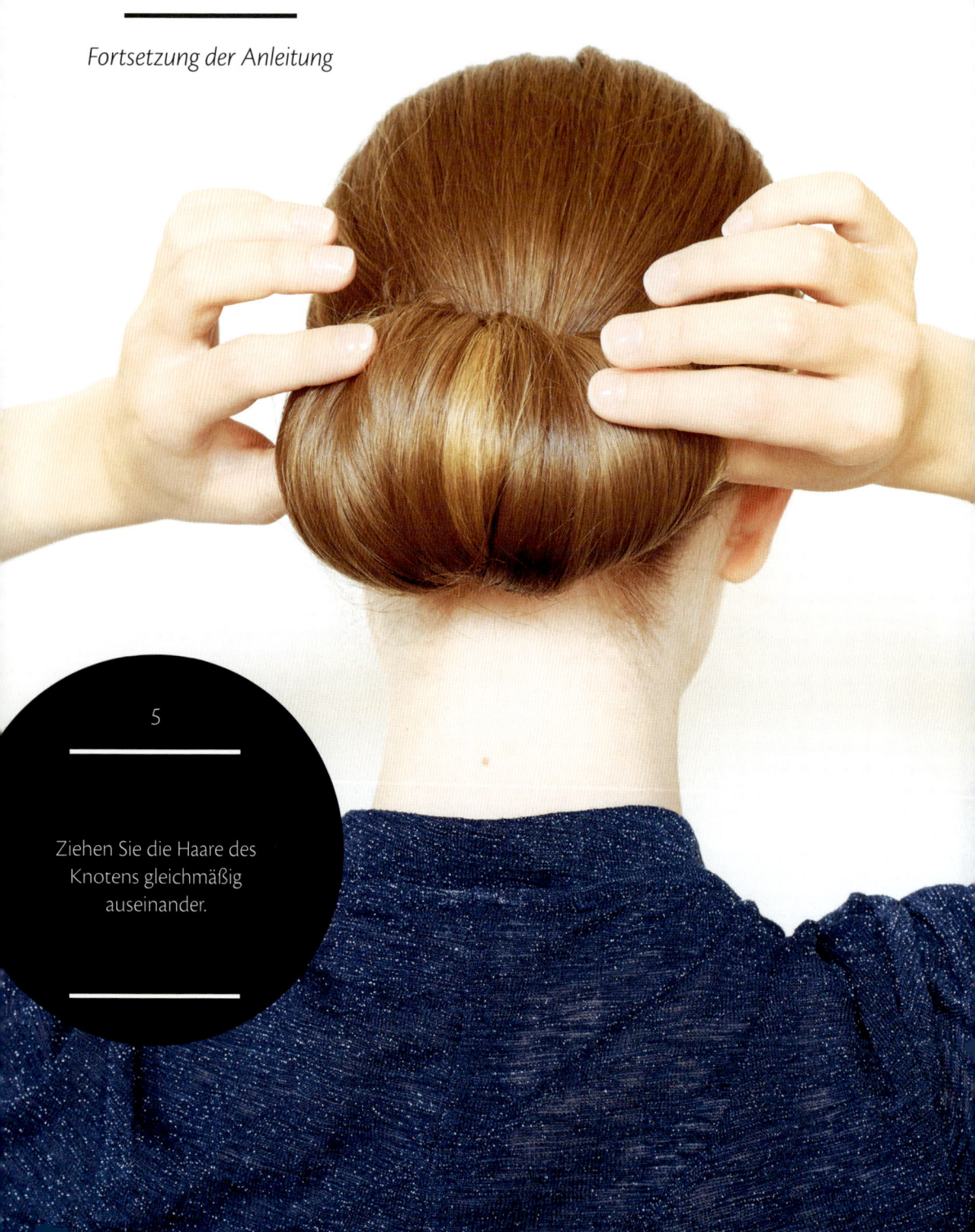

5

Ziehen Sie die Haare des
Knotens gleichmäßig
auseinander.

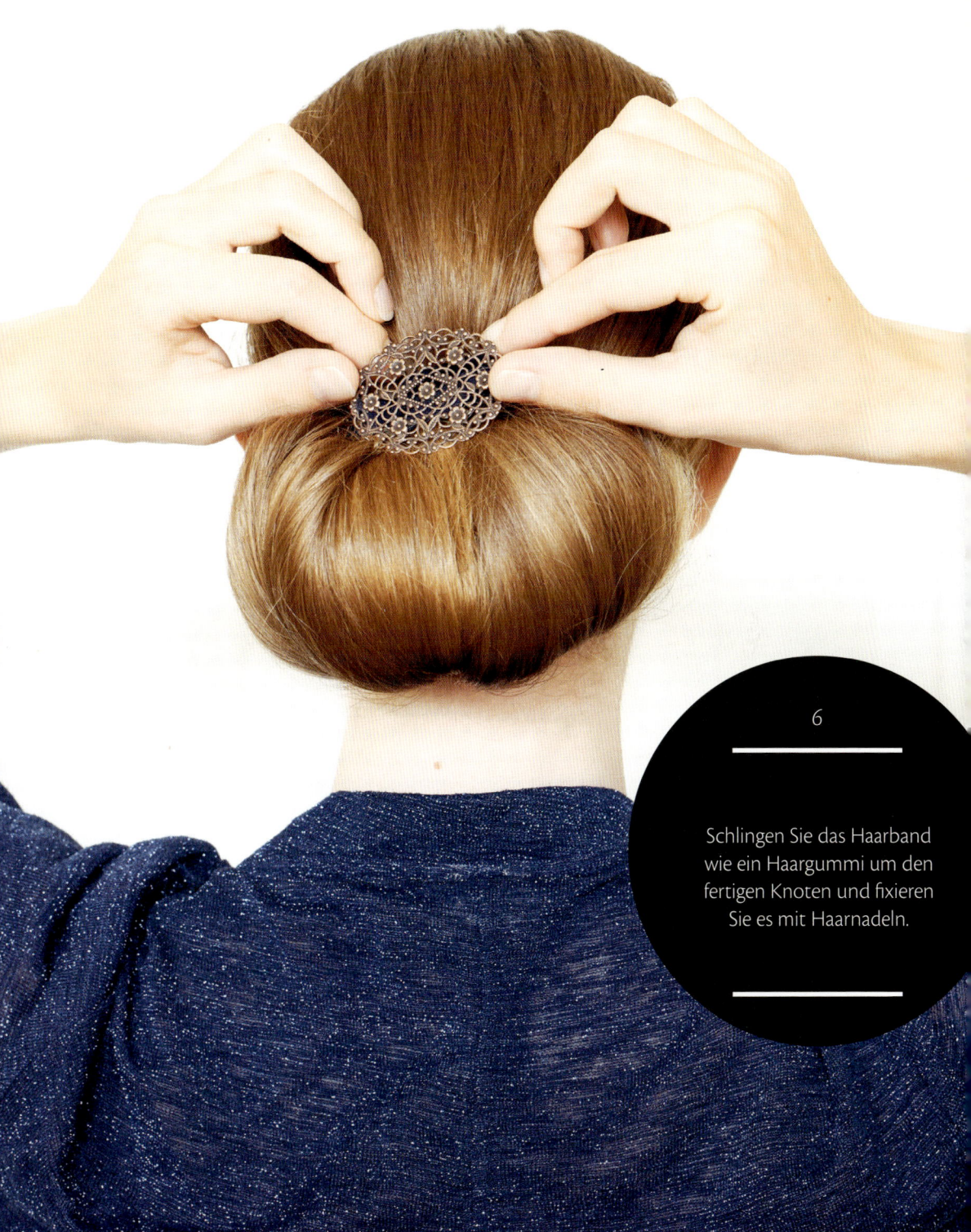

Trick

Für mehr Volumen stecken Sie ein Haarkissen in den Pferdeschwanz und schlagen die Rolle darüber ein.

6

Schlingen Sie das Haarband wie ein Haargummi um den fertigen Knoten und fixieren Sie es mit Haarnadeln.

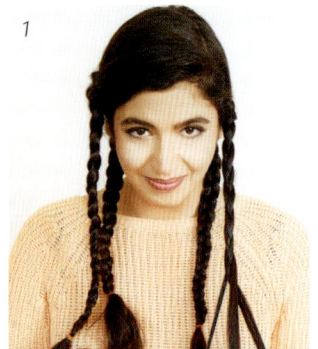

ZOPFKNOTEN

Valentina – Schmales Flechtband
oder Loubna – Haarband mit Brosche

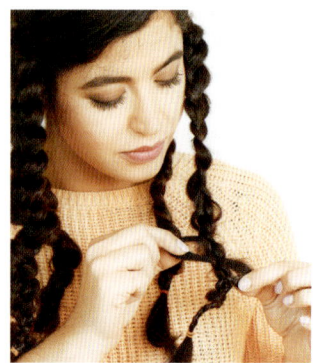

① Teilen Sie Ihr Haar in vier Partien, die Sie zu Zöpfen flechten. Binden Sie die Enden mit Haargummis zusammen.

② Ziehen Sie die Zöpfe leicht auseinander, um einen weichen Knoten zu erhalten.

③ Ziehen Sie das Haarband auf und stecken Sie es mit Klemmen fest (siehe S. 17).

④ Legen Sie die beiden vorderen Zöpfe über das Haarband nach hinten. Klemmen Sie die Zopfenden unter das Haarband und nadeln Sie sie fest.

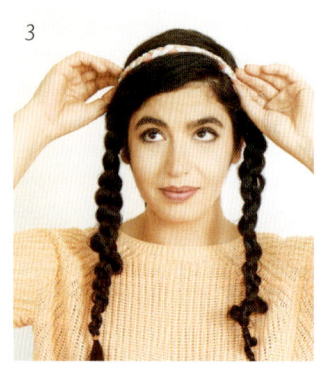

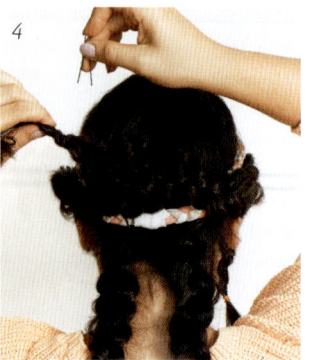

Schwierigkeitsgrad

Accessoires

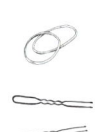

Geeignete
Gesichtsformen

rund   eckig

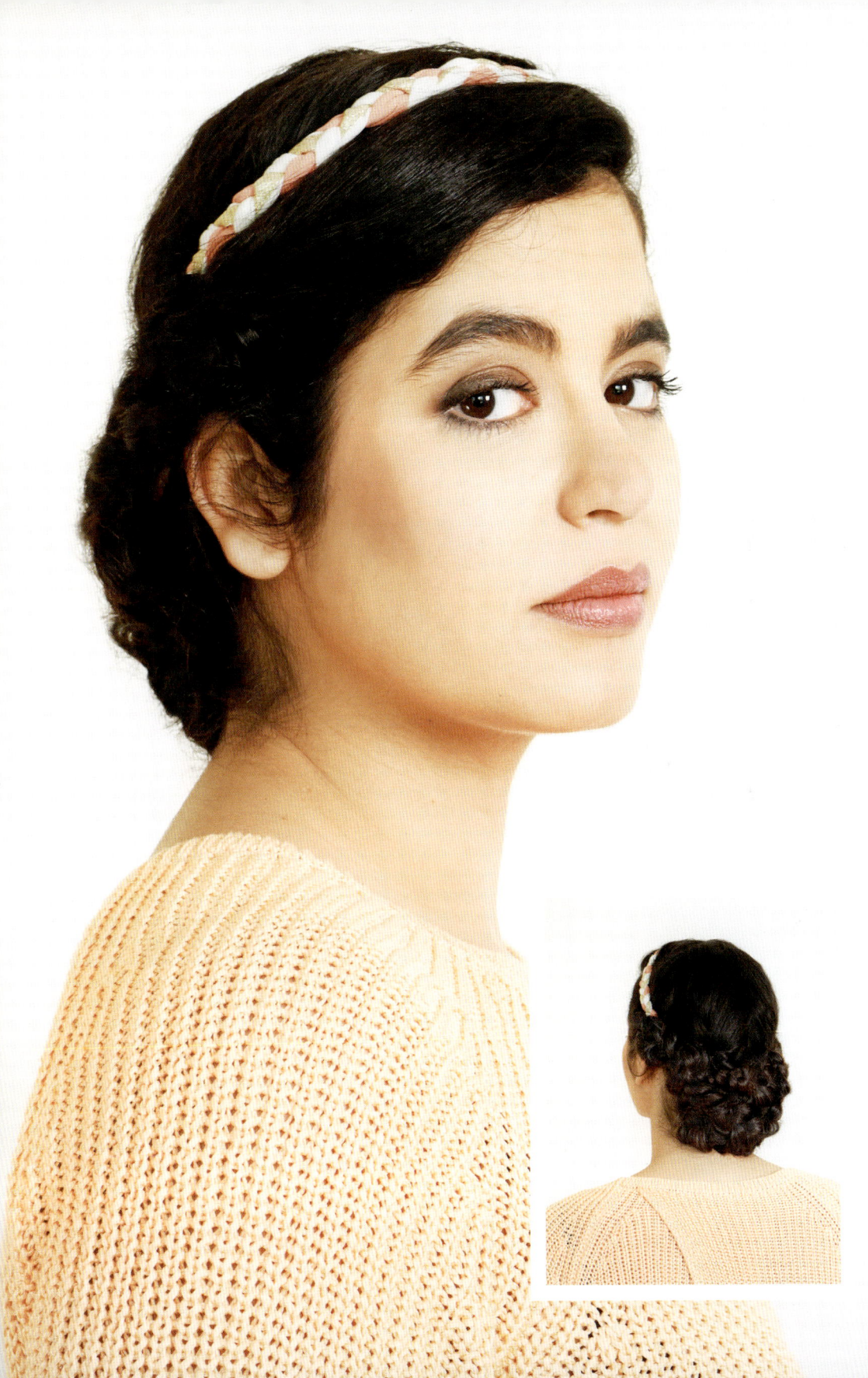

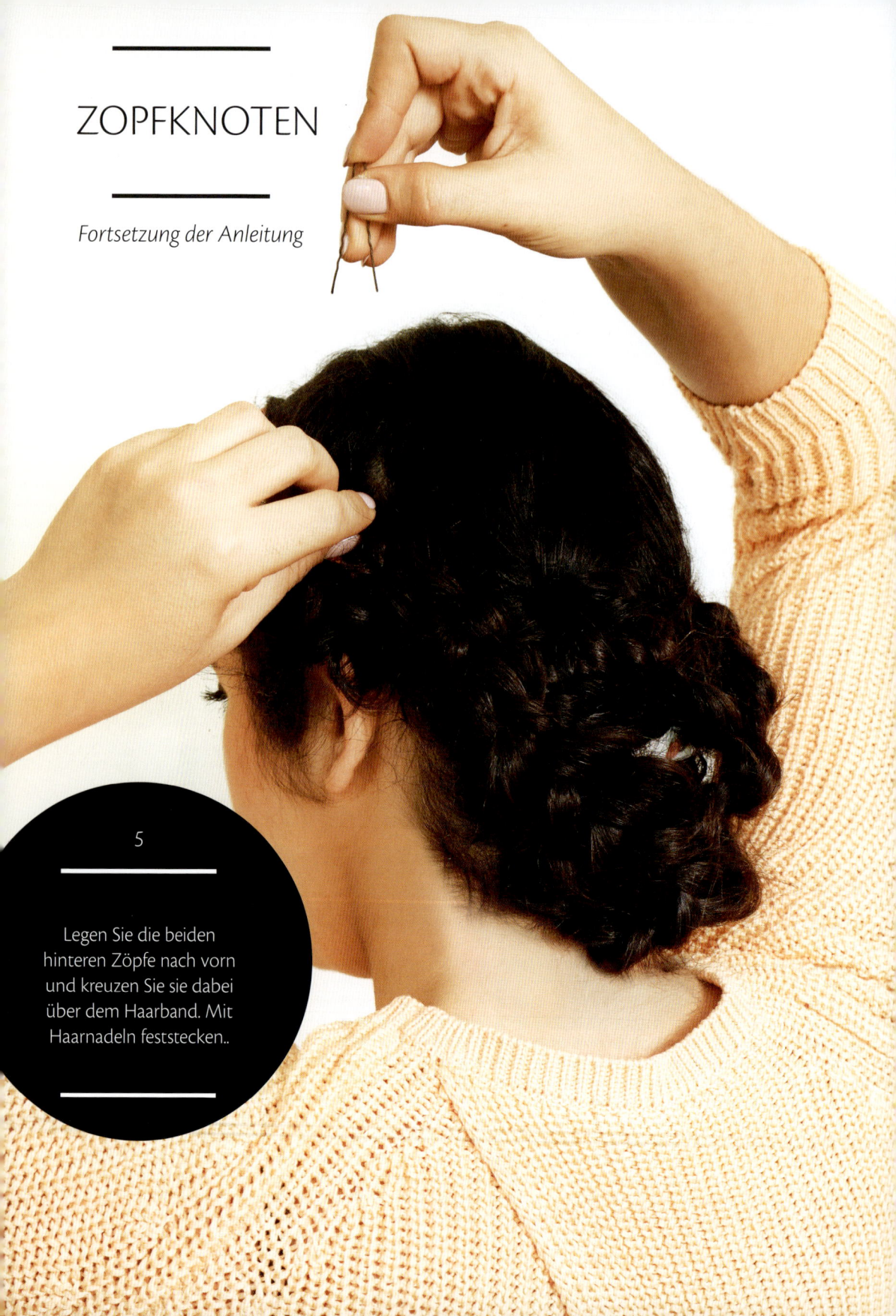

ZOPFKNOTEN

Fortsetzung der Anleitung

5

Legen Sie die beiden hinteren Zöpfe nach vorn und kreuzen Sie sie dabei über dem Haarband. Mit Haarnadeln feststecken..

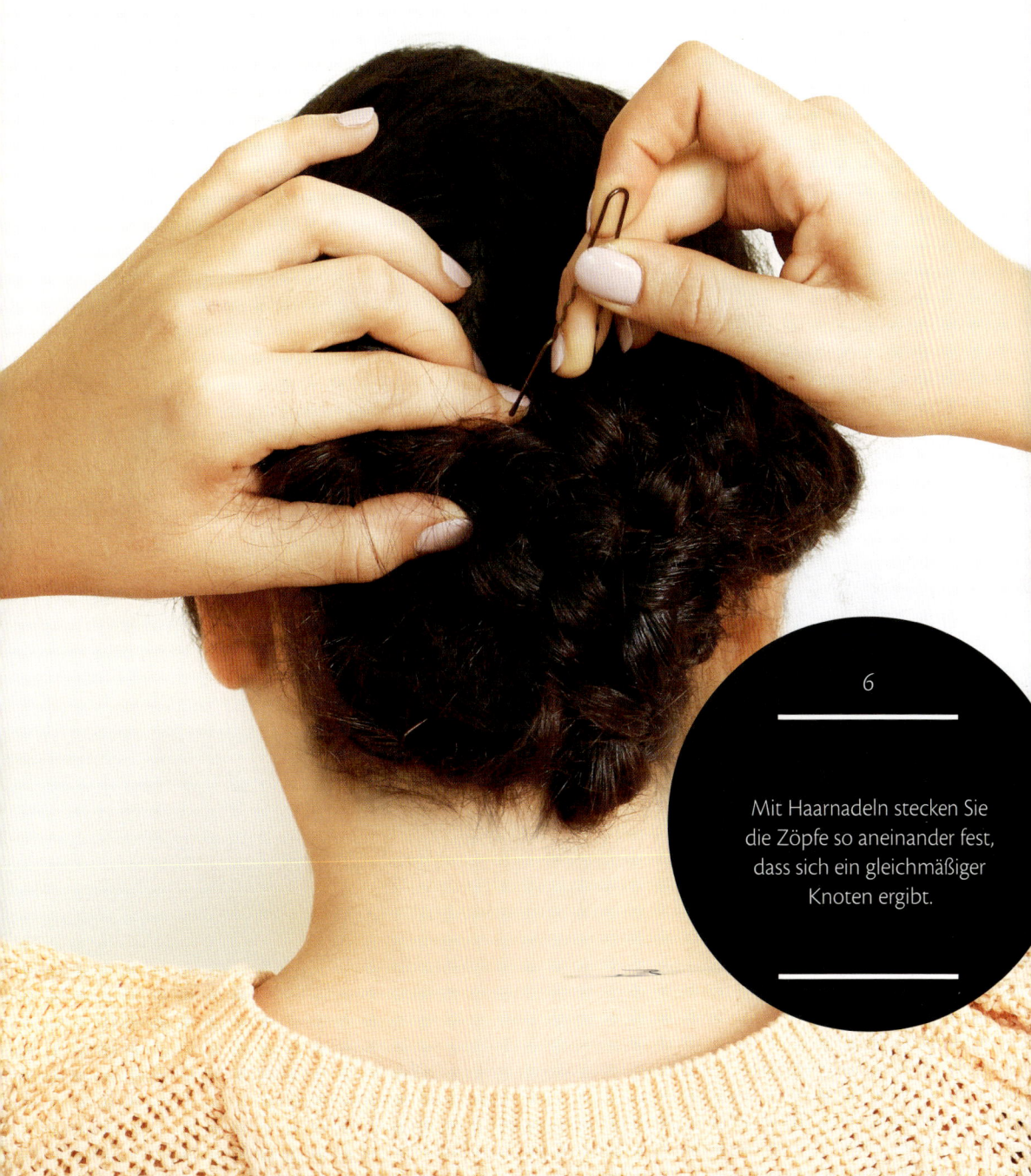

Trick

Verändern Sie diese Frisur je nach
Gusto mit den unterschiedlichsten
Flechtweisen: Kordelzöpfe,
Fischgrätenzöpfe, Knotenzöpfe etc.

6

Mit Haarnadeln stecken Sie
die Zöpfe so aneinander fest,
dass sich ein gleichmäßiger
Knoten ergibt.

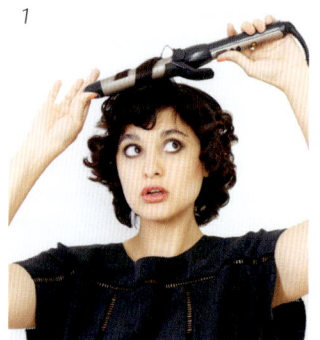

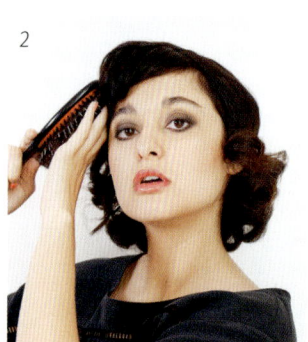

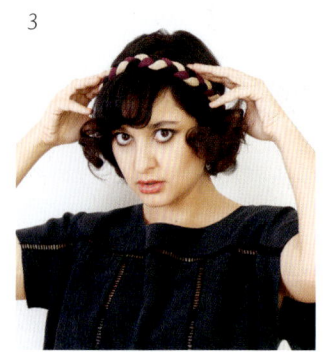

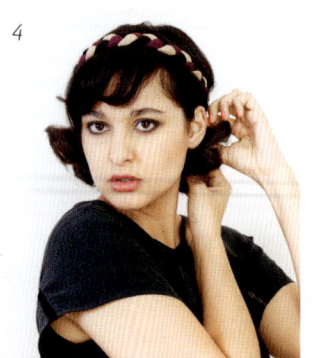

Für halblanges bis mittellanges Haar

GATSBY-WELLEN

*Sylva – Geflochtenes Haarband XL
oder Hanna – Flechtband aus 4 Strängen*

① Legen Sie Ihr Haar mit einem Lockenstab in ganz kleine Korkenzieherlocken.

② Besprühen Sie eine Haarbürste mit Haarspray und bürsten Sie die Locken damit Strähne für Strähne vorsichtig durch.

③ Ziehen Sie das Haarband wie eine Krone über die Locken.

④ Stylen Sie Ihre Frisur nach Belieben. Bei langem Haar legen Sie die hintere Partie zu einem lockeren Knoten.

Trick
Für den Nasshaareffekt nehmen Sie statt des normalen Haarsprays ein Glanzspray oder Brillantine, ein flüssiges Haarpflegeprodukt auf Ölbasis.

Schwierigkeitsgrad

Geeignete
Gesichtsformen

oval   rund

Accessoires

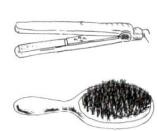 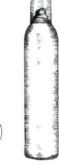

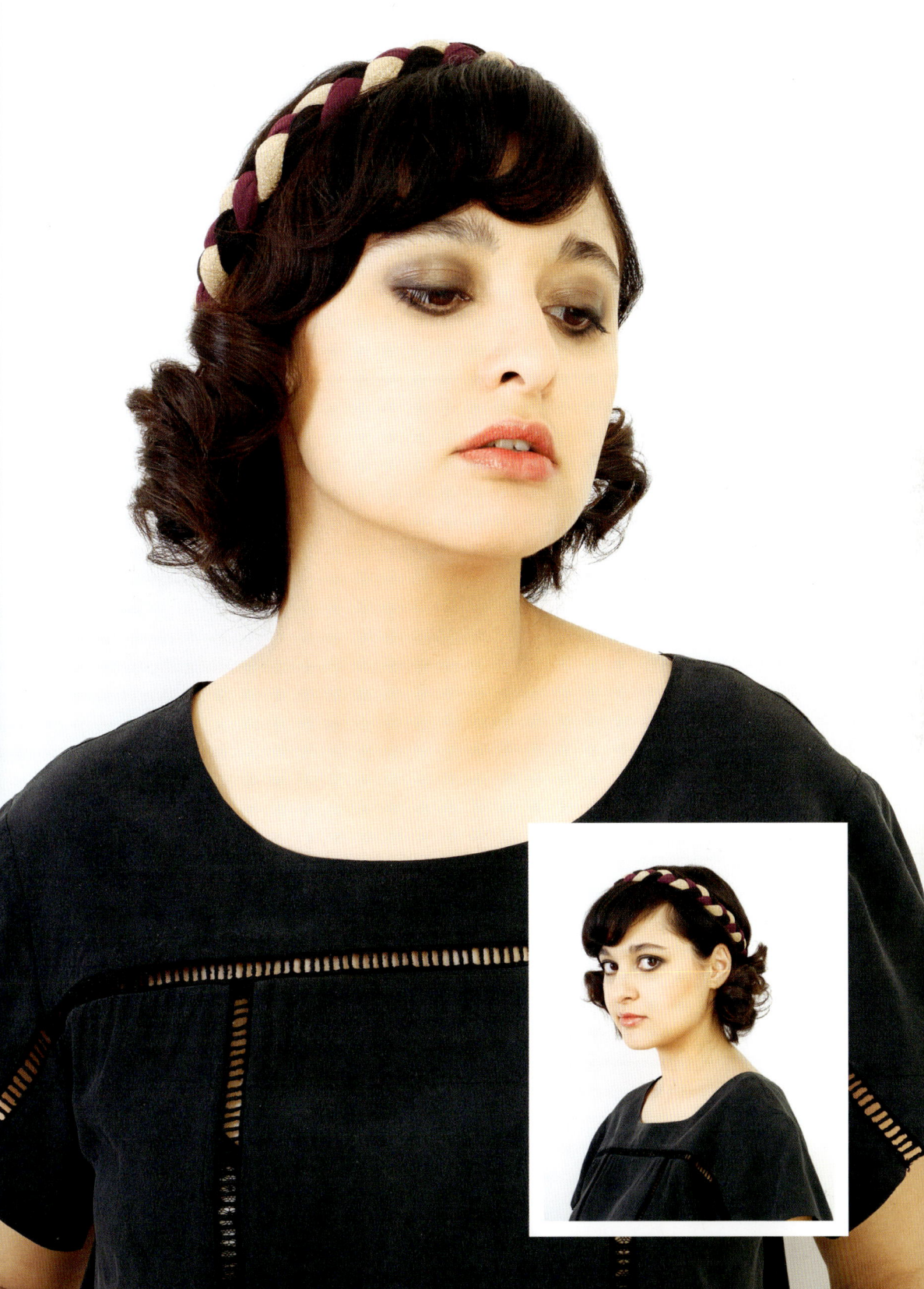

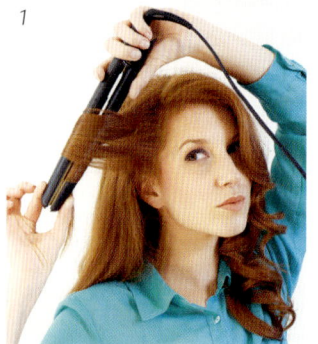

1

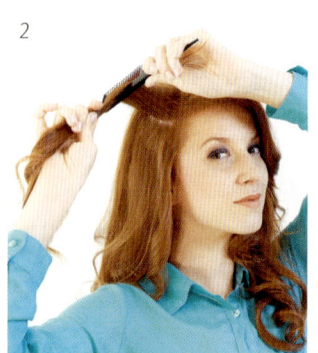

2

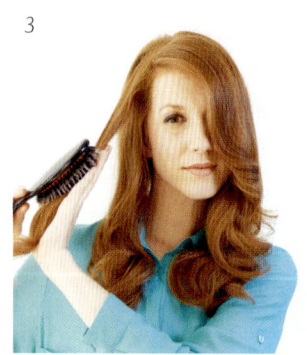

3

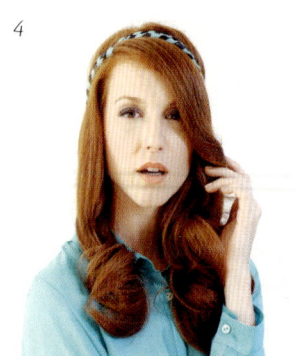

4

Für halblanges bis langes Haar

FÖHNWELLE
CALIFORNIA

*Hanna – Flechtband aus 4 Strängen
oder Sylva – Geflochtenes Haarband XL*

① Nach dem Waschen und Trocknen ziehen Sie im unteren Drittel des Haars mit dem Glätteisen Locken (siehe S. 18) ins Haar.

② Toupieren Sie vorsichtig den Haaransatz auf, damit die Frisur Fülle erhält.

③ Besprühen Sie eine Haarbürste mit Haarspray und bürsten Sie die Locken damit Strähne für Strähne vorsichtig durch.

④ Ziehen Sie das Haarband auf..

Trick

Für ein offenes Gesicht bzw. den weiten Blick drehen Sie Ihre Strähnen nach außen zu Locken.

Schwierigkeitsgrad

Accessoires

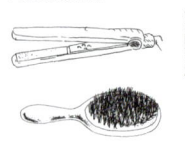 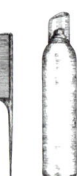

Geeignete
Gesichtsformen

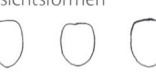

oval   rund   eckig

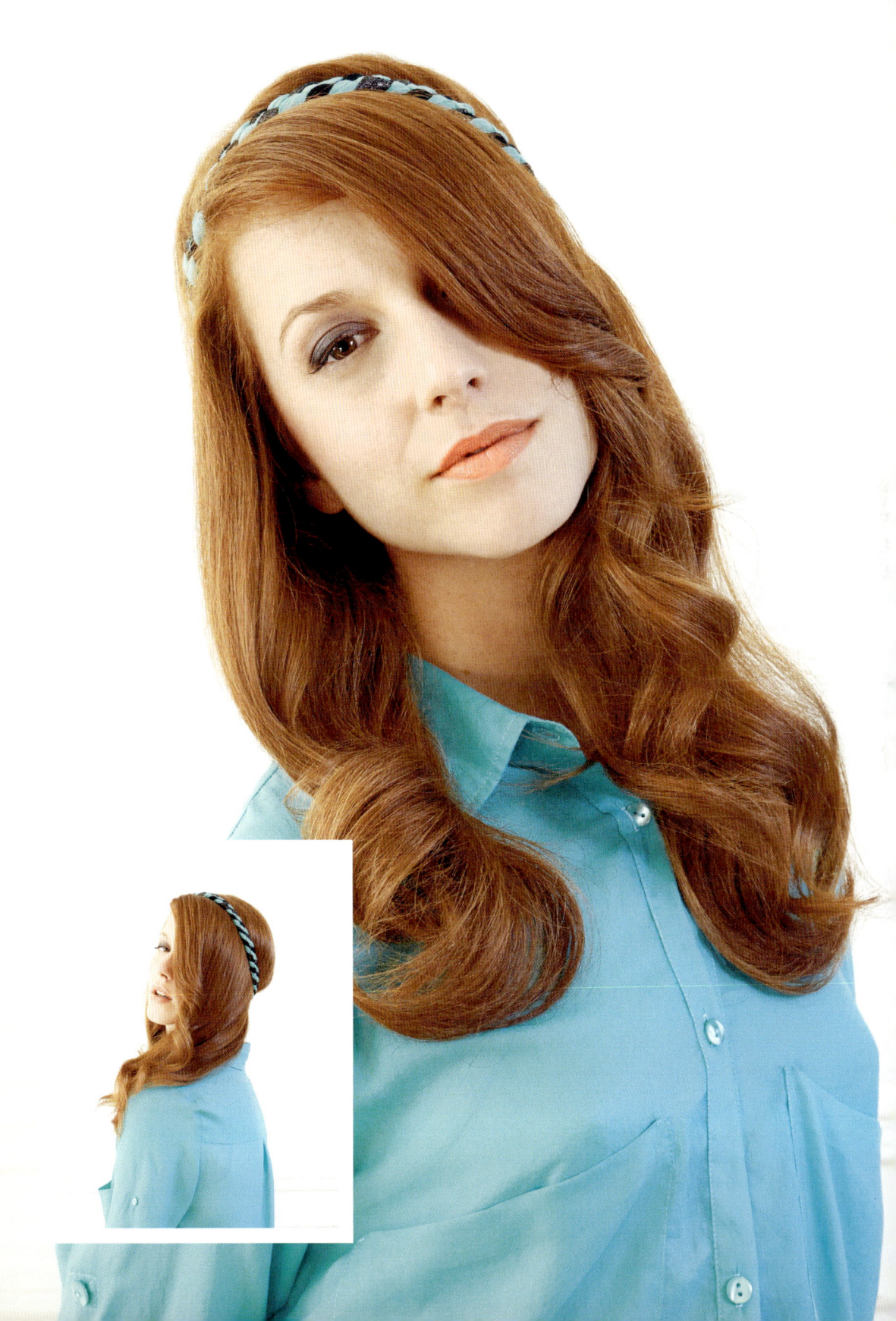

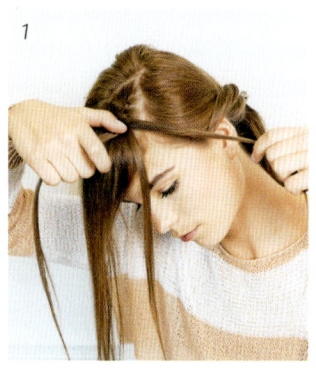

1

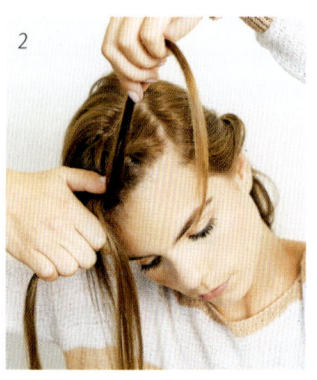

2

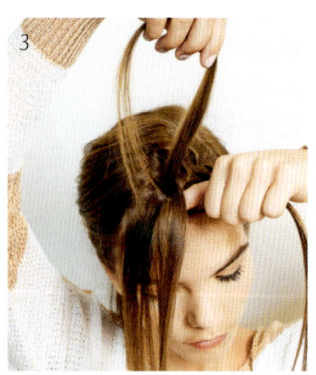

3

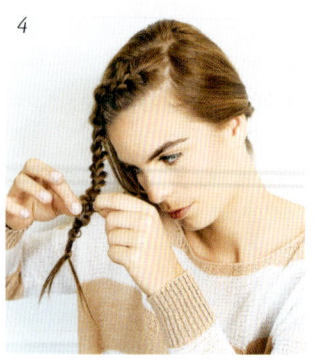

4

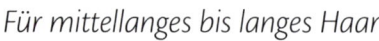

Für mittellanges bis langes Haar

FLECHTPONY

---

*Sylva – Geflochtenes Haarband XL
oder Hanna – Flechtband aus 4 Strängen*

① Ziehen Sie einen Seitenscheitel und teilen Sie die vorderste Strähne in drei Teile. Flechten Sie die ersten zwei Schritte eines klassischen Zopfes.

② Daraus wird ein französischer Zopf, indem Sie von vorne jeweils eine schmale Strähne hinzunehmen und nach oben über die Mittelsträhne einflechten.

③ Für die hintere Strähne nehmen Sie jeweils auch etwas Deckhaar dazu und wiederholen das Ganze, bis Sie über dem Ohr auf der anderen Kopfseite angelangt sind.

④ Flechten Sie weiter ohne Deckhaar dazuzunehmen, damit der Zopf lose hängen kann. Binden Sie ihn mit einem Gummi zusammen und lockern Sie ihn mit den Fingern etwas auf.

Schwierigkeitsgrad

Accessoires

Geeignete
Gesichtsformen

oval   rund

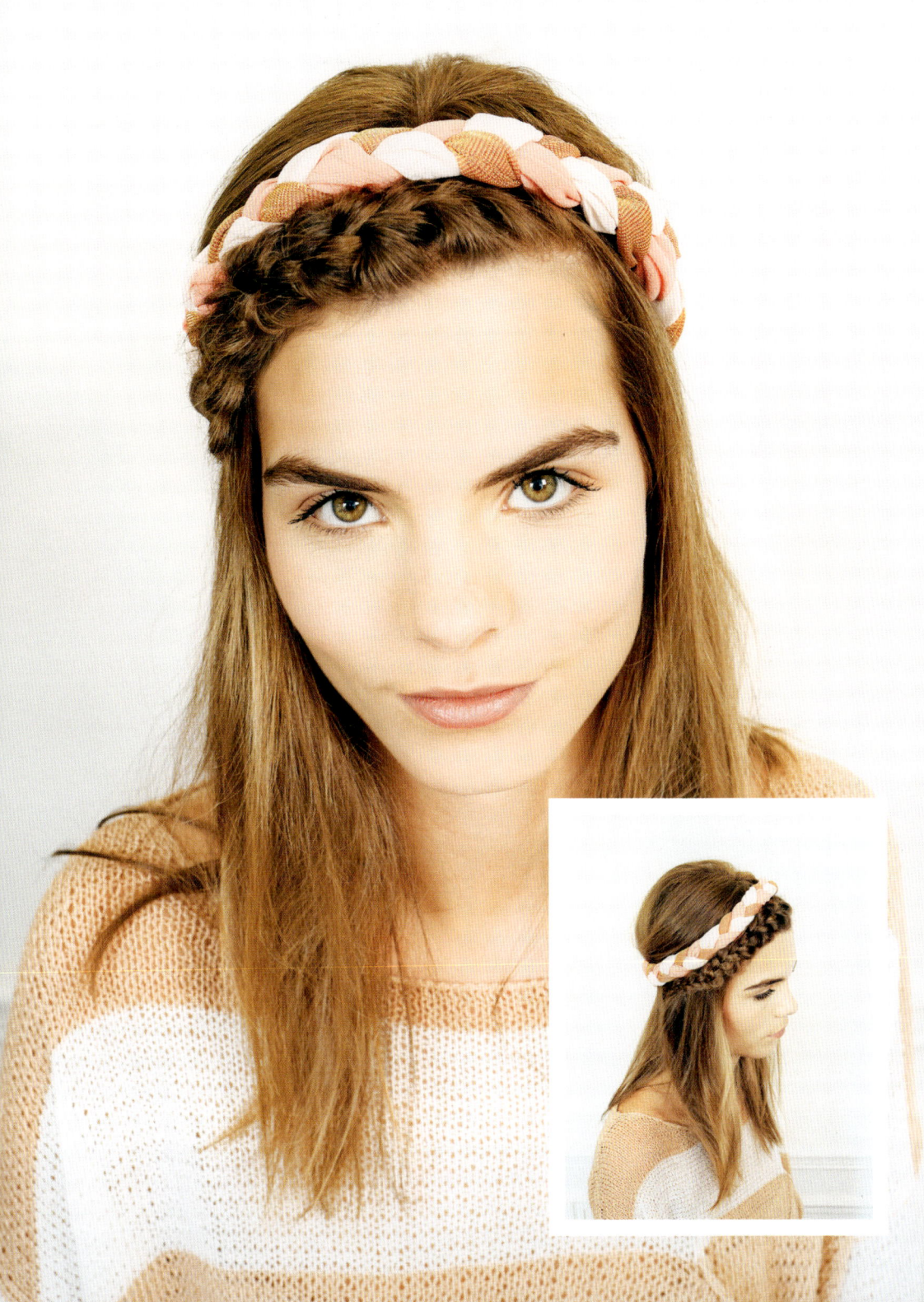

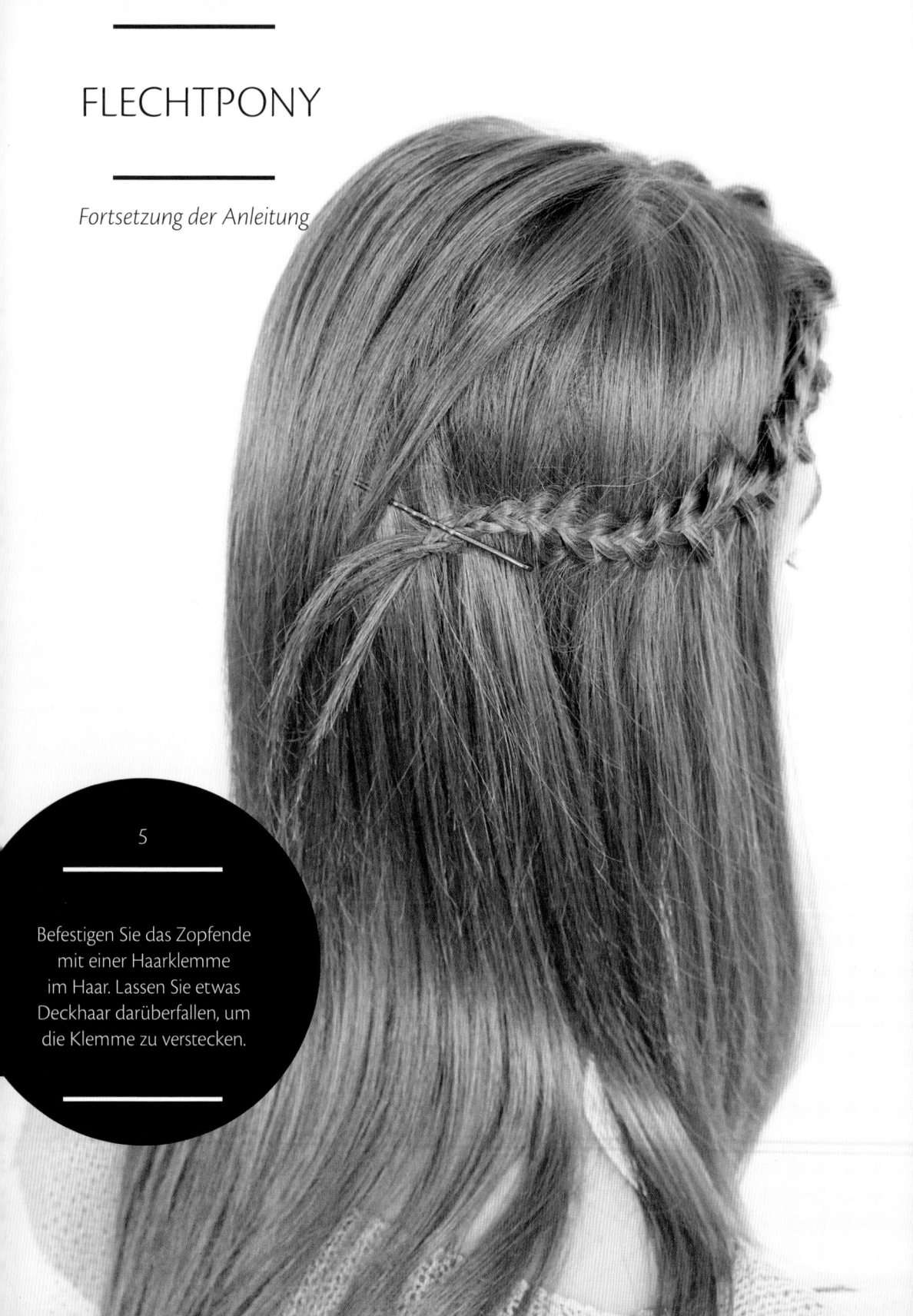

FLECHTPONY

Fortsetzung der Anleitung

5

Befestigen Sie das Zopfende mit einer Haarklemme im Haar. Lassen Sie etwas Deckhaar darüberfallen, um die Klemme zu verstecken.

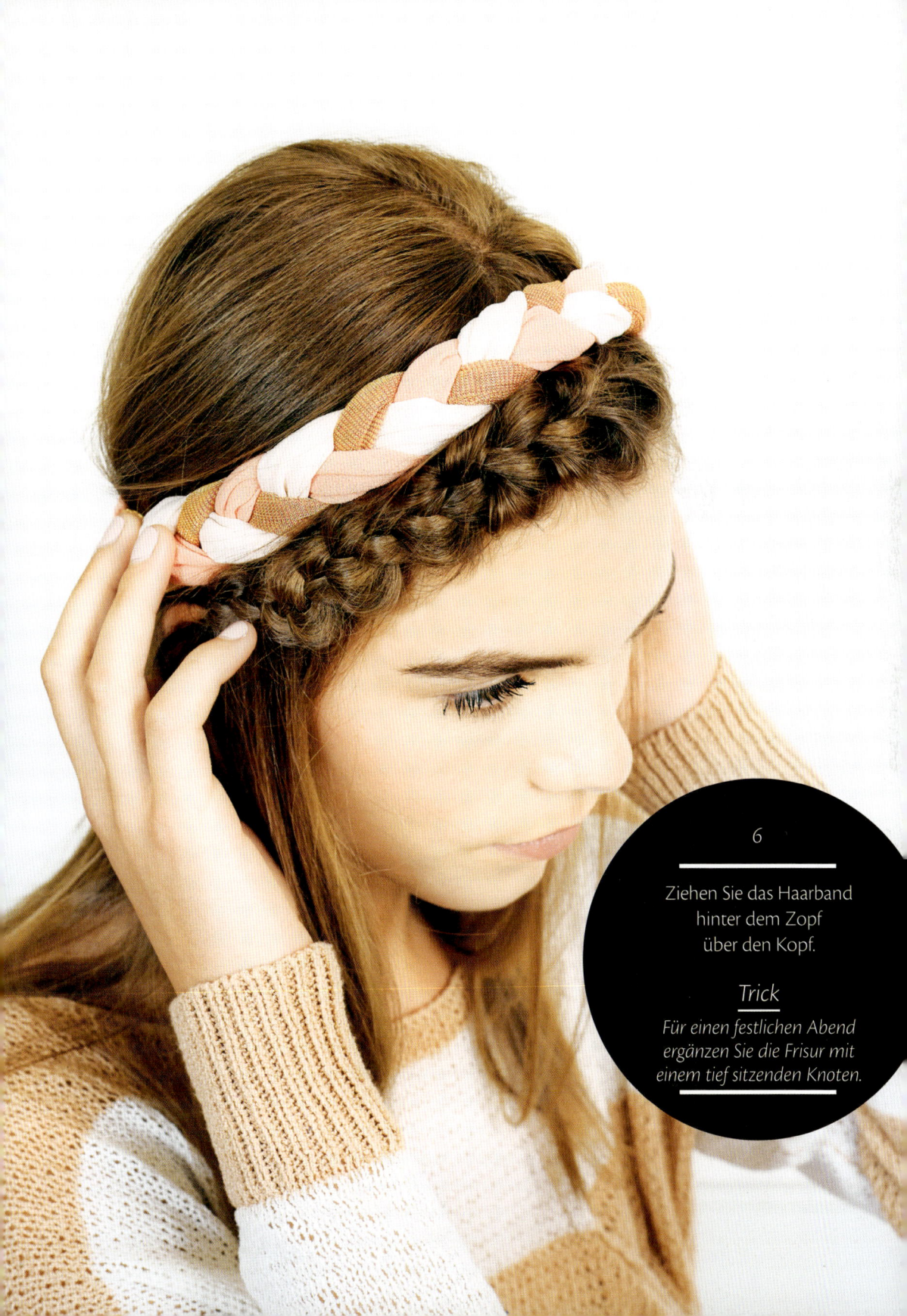

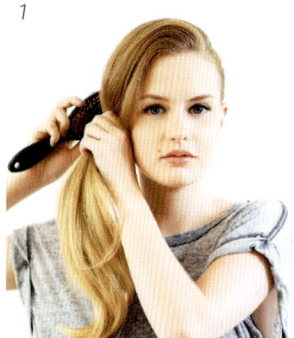

1

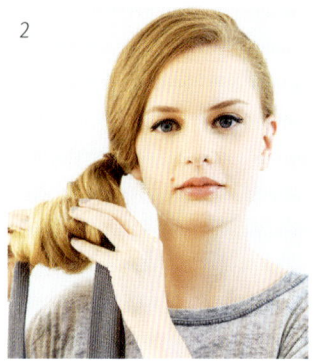

2

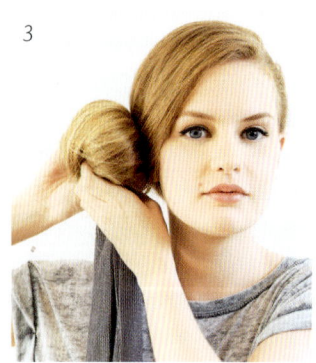

3

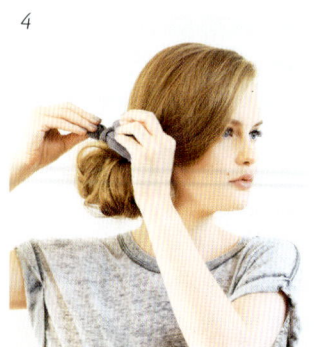

4

Für halblanges bis langes Haar

MACARON-
KNOTEN

Elisa – Schmales Haarband

① Binden Sie Ihr Haar seitlich zu einem Pferdeschwanz zusammen.

② Um das andere Ende des Zopfes knoten Sie das Haarband und rollen den Schwanz über das Band nach oben auf.

③ Bringen Sie diese Rolle in eine runde Form, indem Sie das Band zusammenschlingen.

④ Befestigen Sie diese Rolle mit Haarnadeln und binden Sie das Haarband zur Schleife.

Trick

Ein Gummiband am Ende des Pferdeschwanzes kann helfen, das Haar leichter einzurollen.

Schwierigkeitsgrad

 ○ ○

Accessoires

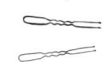

Geeignete
Gesichtsformen

oval   rund   eckig

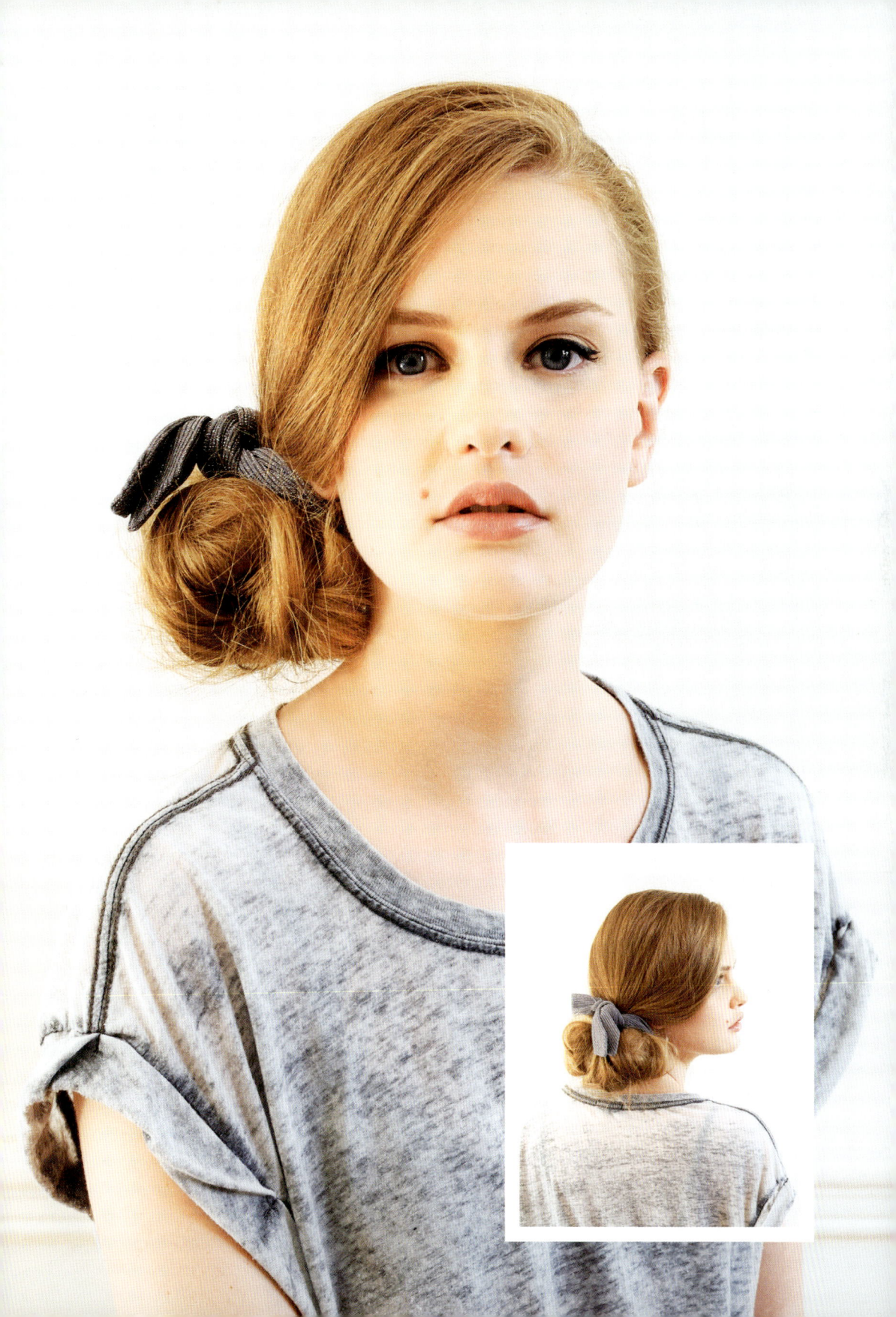

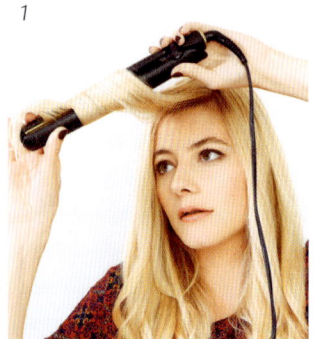

1

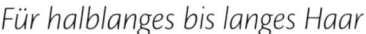

Für halblanges bis langes Haar

FALSCHER BOB

Hanna – Flechtband aus 4 Strängen
oder Sylva – Geflochtenes Haarband XL

2

3

① Bereiten Sie Ihr Haar vor, indem Sie es für den glamourösen Effekt mit einem Glätteisen in Locken ziehen (siehe S. 18).

② Ziehen Sie von Ohr zu Ohr einen Scheitel und teilen Sie das Haar dadurch in zwei Partien.

③ Binden Sie den hinteren Teil mit einem Gummiband zusammen. Das hilft Ihnen, das Haar einzurollen.

④ Rollen Sie das Haar nach innen ein und befestigen Sie es im Nacken mit glatten Haarklemmen, die Sie kreuzweise übereinanderschieben.

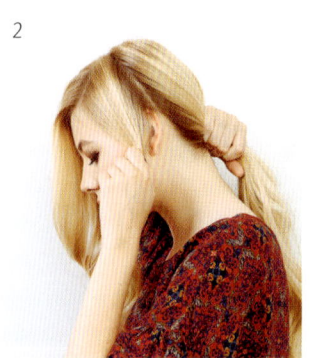

Schwierigkeitsgrad

Accessoires

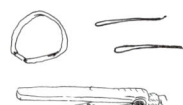

Geeignete
Gesichtsformen

oval   rund

4

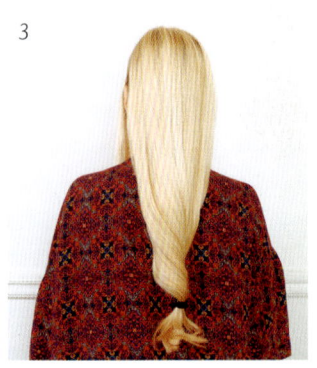

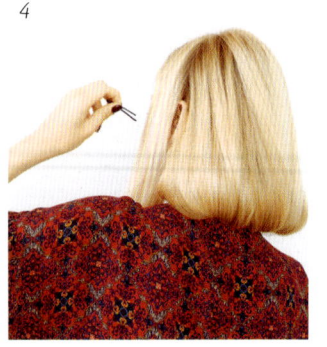

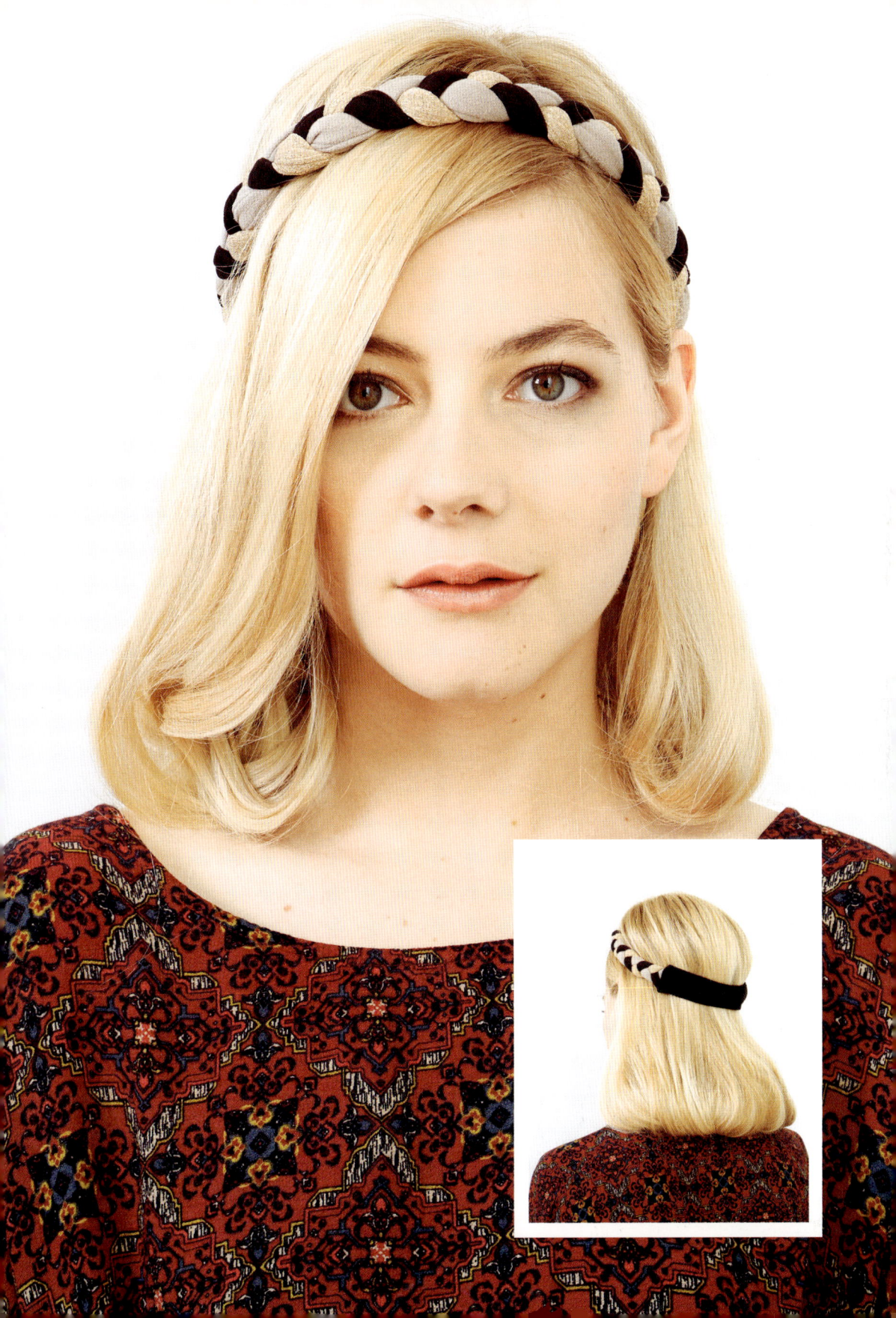

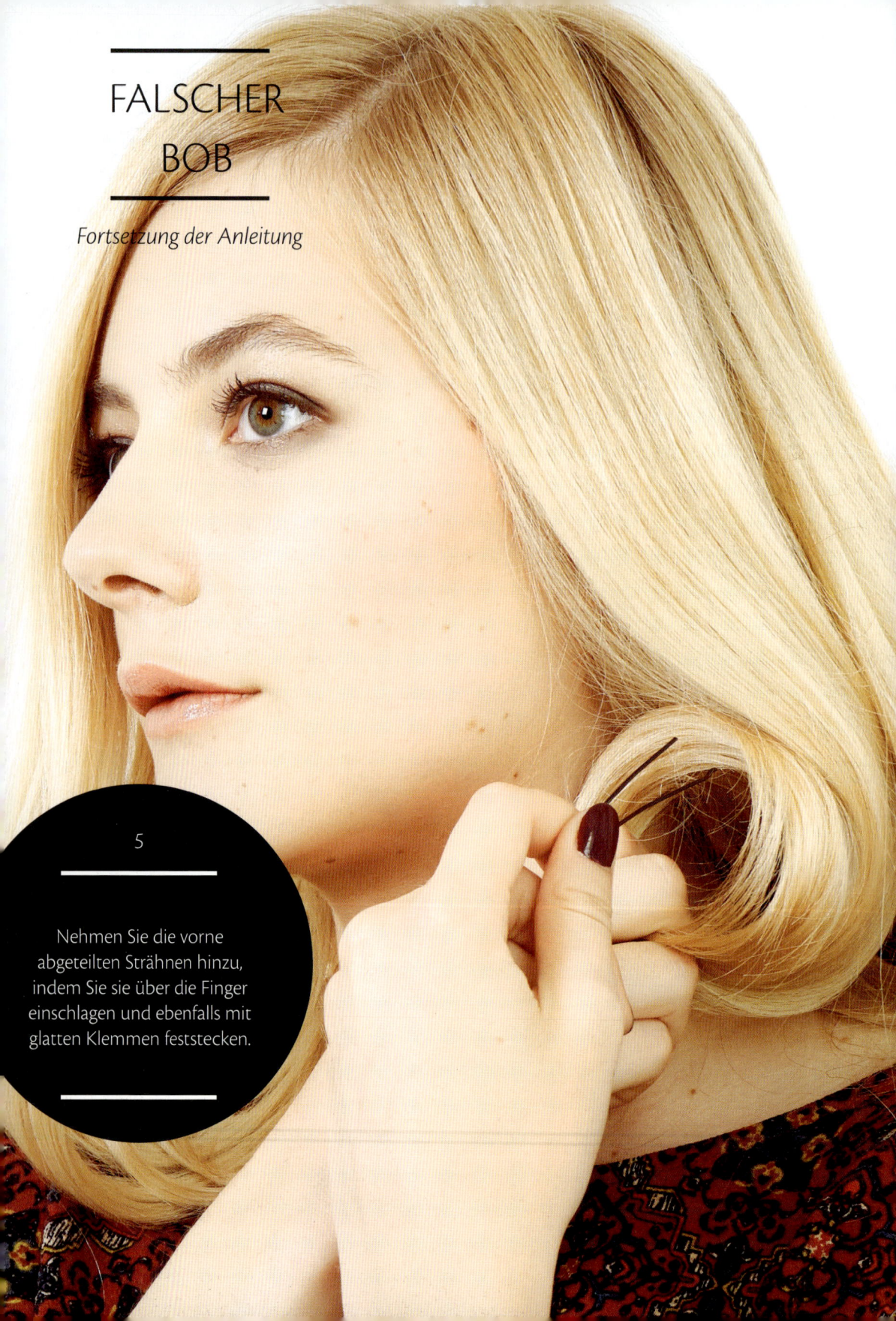

FALSCHER BOB

Fortsetzung der Anleitung

5

Nehmen Sie die vorne abgeteilten Strähnen hinzu, indem Sie sie über die Finger einschlagen und ebenfalls mit glatten Klemmen feststecken.

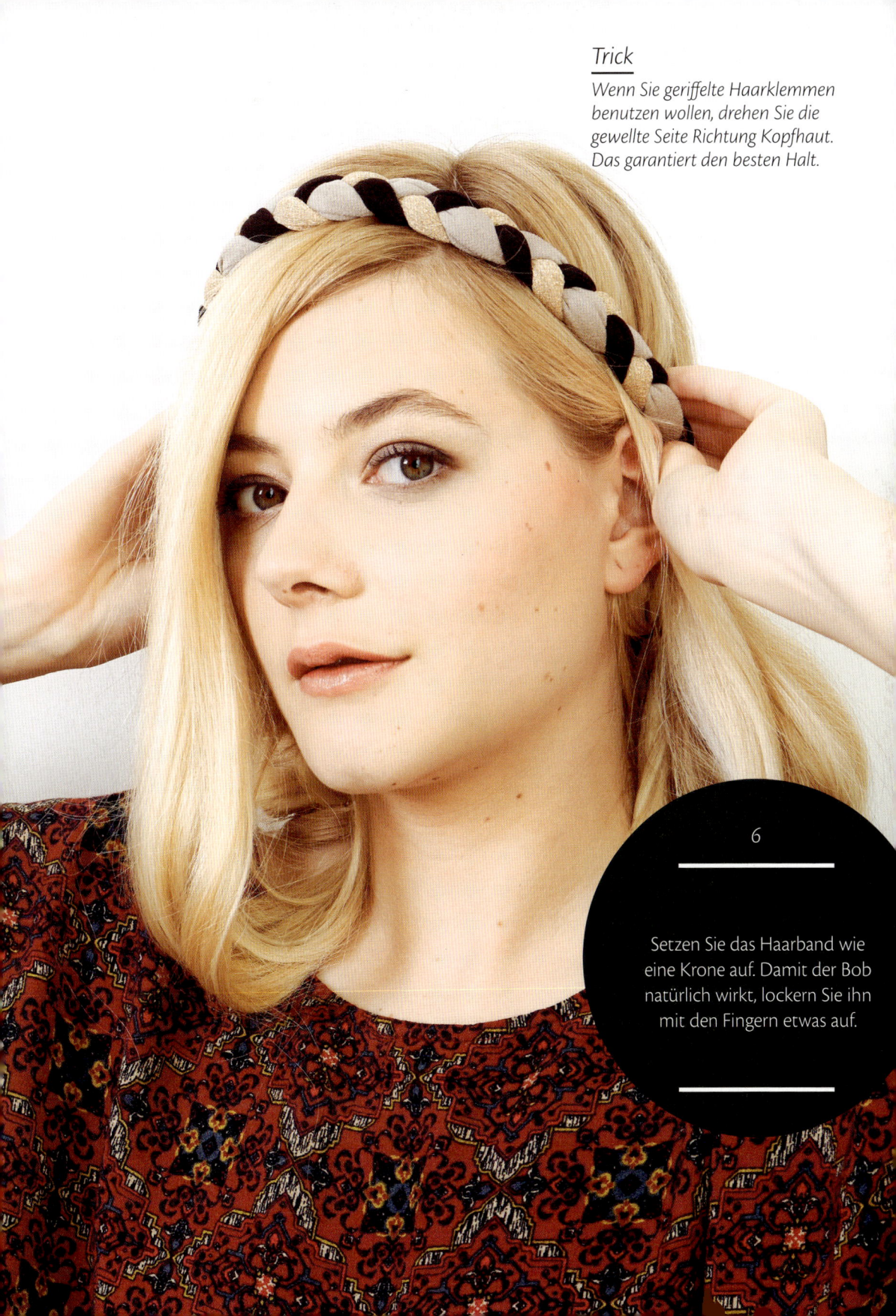

Wenn Sie geriffelte Haarklemmen
benutzen wollen, drehen Sie die
gewellte Seite Richtung Kopfhaut.
Das garantiert den besten Halt.

6

Setzen Sie das Haarband wie
eine Krone auf. Damit der Bob
natürlich wirkt, lockern Sie ihn
mit den Fingern etwas auf.

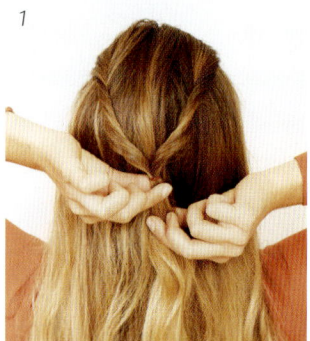

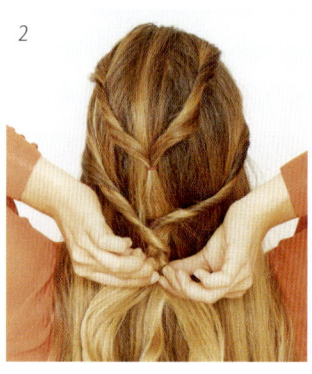

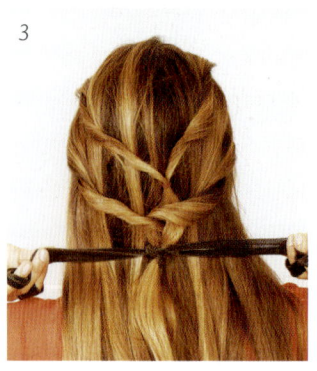

RÖMISCHES NETZ

Elisa – Schmales Haarband

① Nehmen Sie zwei schmale Stirnsträhnen, zwirbeln Sie sie ein und binden Sie sie mit einem durchsichtigen Haargummi zu einem kleinen Schwanz zusammen.

② Wiederholen Sie das Ganze mit zwei tiefer liegenden Strähnen. Statt sie abzubinden, flechten Sie eine nach der andern mit dem Schwanz zusammen.

③ Dieses Geflecht binden Sie mit einem durchsichtigen Gummi zusammen und knoten Ihr Haarband darüber.

④ Nehmen Sie wieder zwei Strähnen von vorne und flechten Sie sie sowohl mit dem Haarband als auch mit dem Zopf zusammen.

Tipp

Mit Zöpfchen können Sie diese Frisur variieren: Flechten Sie die Strähnen, anstatt sie zu zwirbeln.

Schwierigkeitsgrad   Accessoires

Geeignete
Gesichtsformen

oval   rund   quadratisch

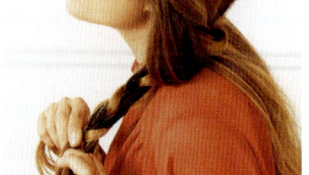

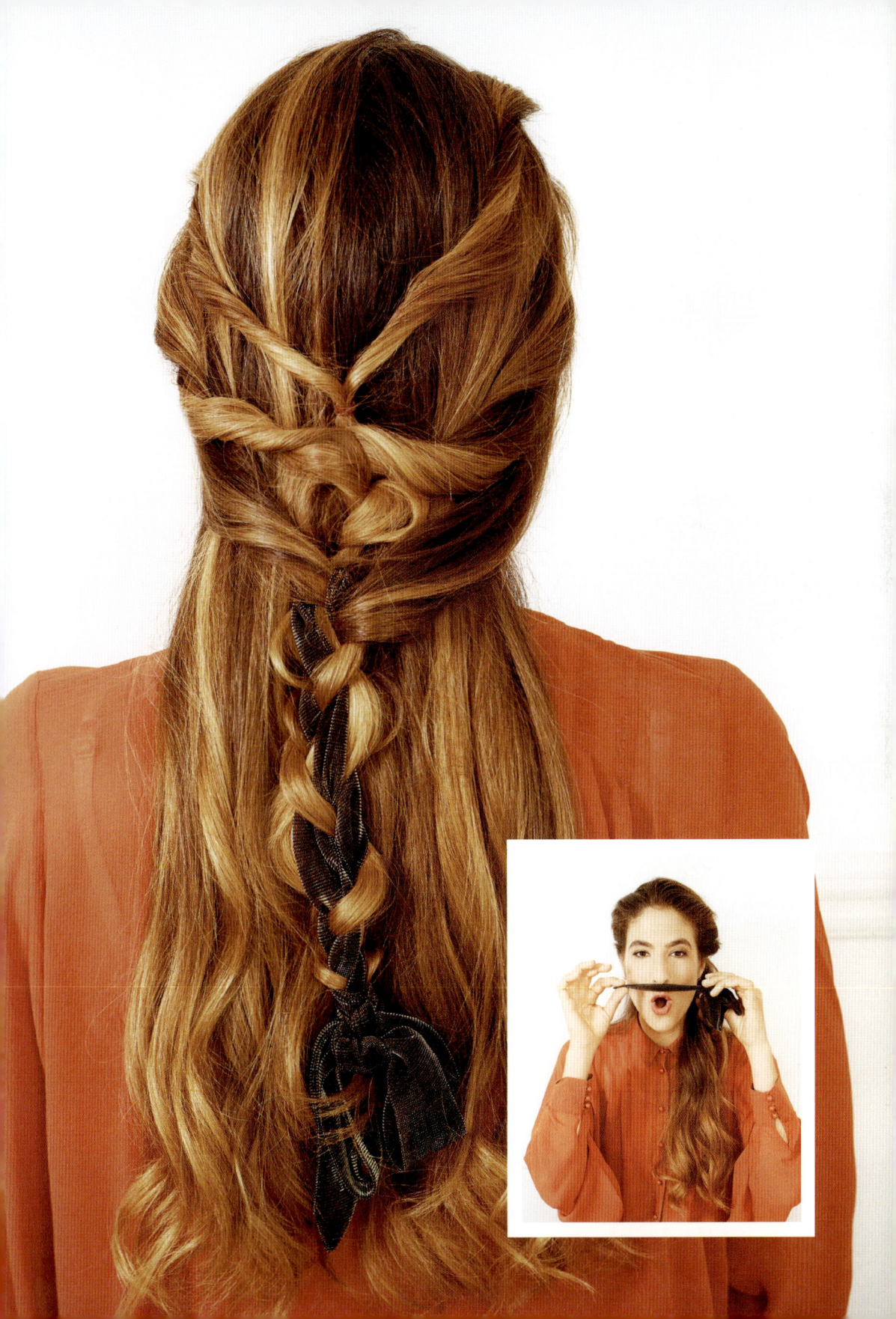

ANHANG

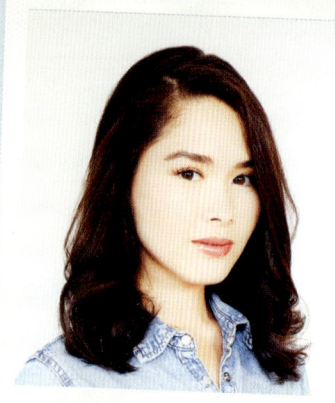

Audrey

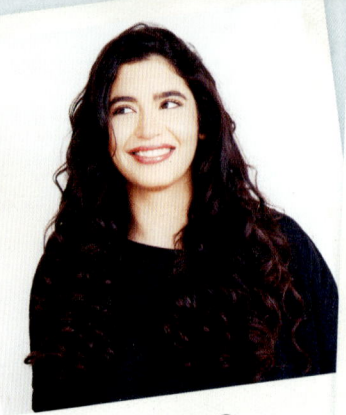

Sarah O.

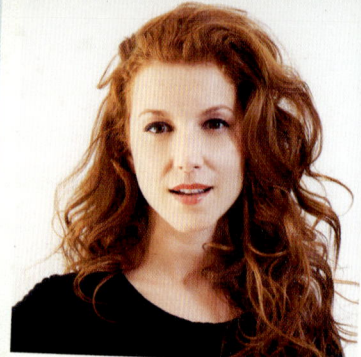

Marie-Clotilde

FÜR JEDEN
HAARTYP

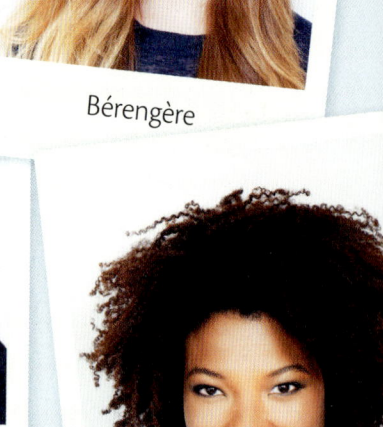

Bérengère

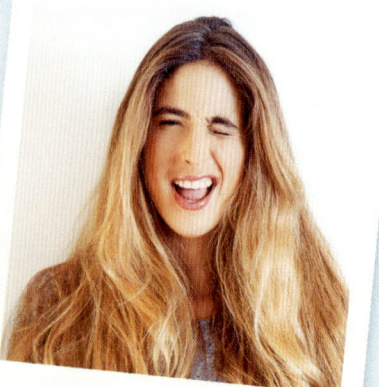

Sarah M.

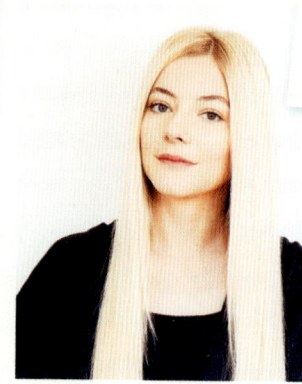

Garance

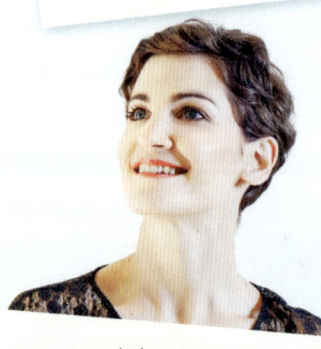

Armelle

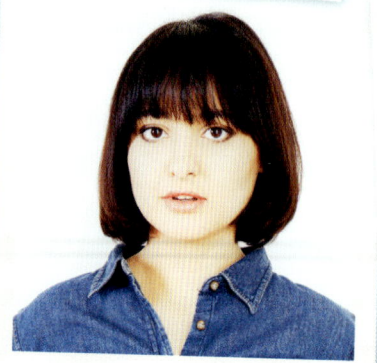

Salma

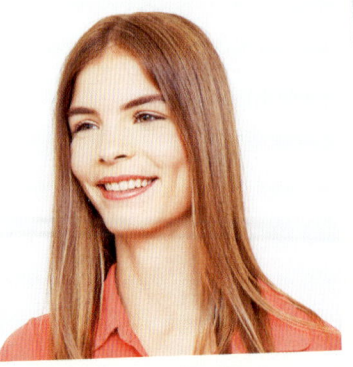

Anna

Julie

LISTE DER FRISUREN

nach

SCHWIERIGKEITSGRAD

◉○○

Einfache Frisuren

Klassische Rolle 24
Perfektionierter Pferdeschwanz 30
Dutt mit Duttkissen 32
Eingedrehter Dutt 36
Bauschig à la Bardot 42
Bubikopf 48
Zopfkrone 54
Pferdeschwanz mit Glamour 58
Hepburn-Pony 62
Geflochtener Dutt 64
Dutt à la Bardot 76
Zopfknoten 98
Föhnwelle California 104
Macaron-Knoten 110

◉◉○

Mittelschwere Frisuren

Fischgrätenzopf 26
Geknoteter Zopf 38
Dutt mit Wellen 44
Kugel-Dutt, aufgefrischt 50
Banane 68
Side swept Hair 72
Lockenkrone 78
Tiefer Knoten 80
Victory Rolls 84
Französischer Zopf 88
Kordelzopf 90
Haarknoten mit Band 94
Gatsby-Wellen 102
Falscher Bob 112

◉◉◉

Schwierige Frisuren

Flechtpony 106
Römisches Netz 116

WELCHE FRISUR

zu

WELCHEM ANLASS?

Belle de jour – Schöne des Tages
Adieu ewiger, auf die Schnelle gebundener Pferdeschwanz! Diese Frisuren
begleiten Sie durch den Alltag und können für jeden Anlass angepasst
werden.

Der große Tag
Diese Frisuren – ob klassisch, schick oder originell – sind ideal auf
Hochzeiten, Festen und anderen Anlässen.

Nachtvogel
Für die Königinnen der Nacht, die sich gerne zurechtmachen, um sich von
der Masse abzuheben! Diese hübschen Frisuren machen etwas mehr Arbeit,
halten aber bis zum Morgengrauen.

Anlass	Haarlänge	Frisur	
Schöne des Tages	kurz	Bubikopf	48
		Hepburn-Pony	62
	halblang bis lang	Klassische Rolle	24
		Dutt mit Duttkissen	32
		Geknoteter Zopf	38
		Zopfkrone	54
		Hepburn-Pony	62
		Dutt à la Bardot	76
		Französischer Zopf	88
		Zopfknoten	98
		Flechtpony	106
		Macaron-Knoten	110
	lang	Fischgrätenzopf	26
		Perfektionierter Pferdeschwanz	30
		Pferdeschwanz mit Glamour	58
		Kordelzopf	90
		Römisches Netz	116
Der große Tag	halblang bis lang	Dutt mit Wellen	44
		Kugel-Dutt aufgefrischt	50
		Side swept Hair	72
		Victory Rolls	84
		Haarknoten mit Band	94
		Gatsby-Wellen	102
		Falscher Bob	112
Nachtvogel	halblang bis lang	Eingedrehter Dutt	36
		Bauschig à la Bardot	42
		Geflochtener Dutt	64
		Banane	68
		Lockenkrone	78
		Tiefer Knoten	80
		Föhnwelle California	104

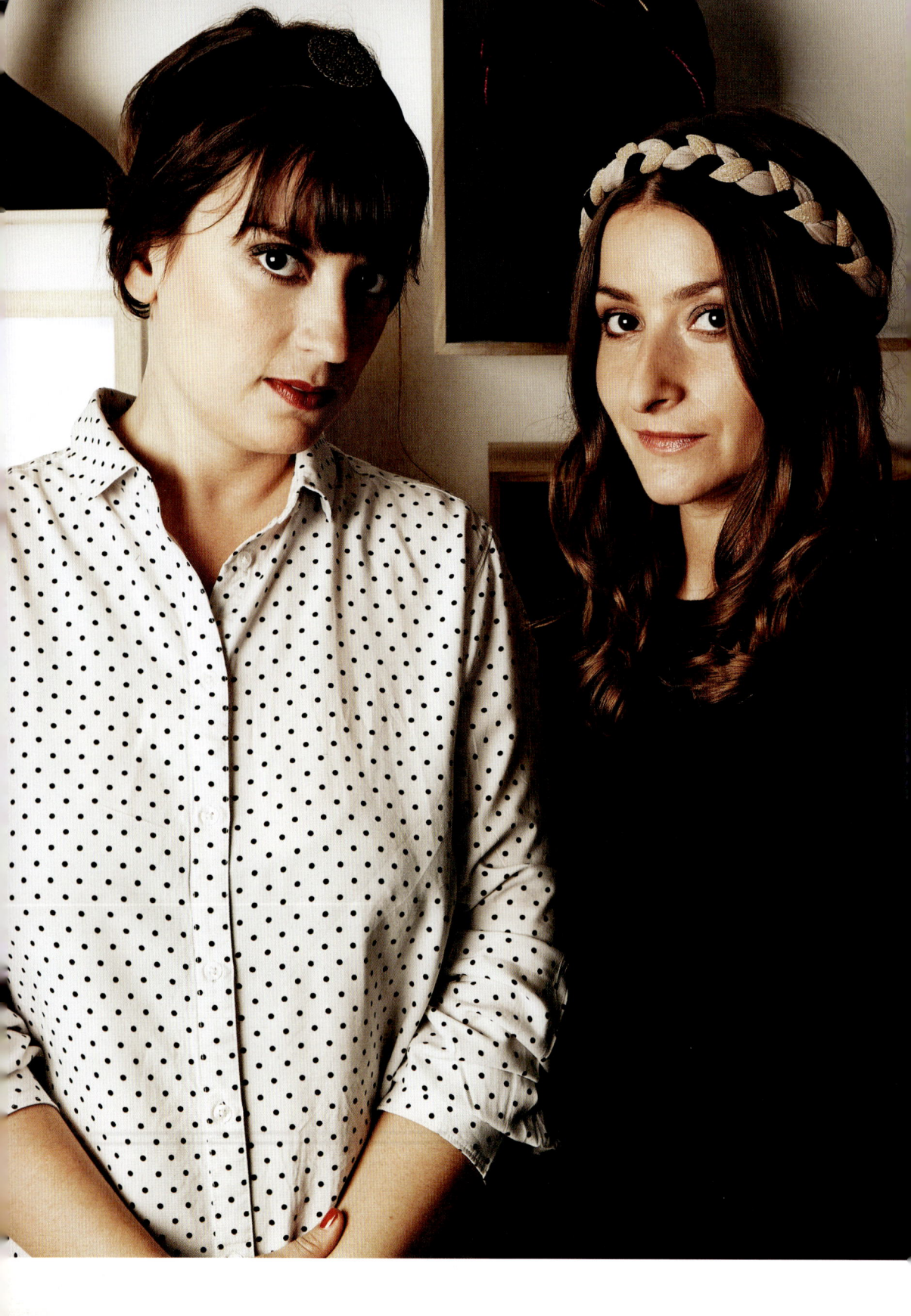

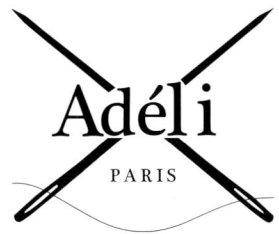

Adéli Paris ist vor allem die Geschichte der Freundschaft zwischen Adélaïde und Lisa, zwei jungen, so unterschiedlichen wie kreativen Frauen. Ein bisschen verrückt, aber vom Wunsch besessen zusammenzuarbeiten, verließen die Moderedakteurin und die Spezialistin für Kommunikation 2011 ihre Arbeitsplätze, um sich ganz ihrer Leidenschaft widmen zu können: dem Interesse für Haar-Accessoires.

Mit einer Unmenge Recherche nach Stoffen, Modellen und Referenzen zu den Hochzeiten des Haarbands, den Goldenen 1920er-Jahren, begannen Adélaïde und Lisa Kollektionen von Haarbändern aus Stoff zu entwickeln.

Ihre saisonal wechselnden Modelle lassen sie mit Sorgfalt, Detail- und Stilgenauigkeit für jegliche Kopfform in Paris herstellen. Adéli Paris lässt sich sowohl von Modeströmungen als auch von eigenen Ideen oder Vorlieben beeinflussen und bietet so moderne wie feminine Haarbänder, die originell, aber einfach zu handhaben sind.

Dabei haben Adélaïde und Lisa nur ein Ziel im Auge: Das Haar-Accessoire soll zum festen Bestandteil weiblicher Garderobe werden.

Adéli Paris ist die bestrickende Geschichte gemeinsamer modischer Werte und der Leidenschaft, französische Accessoires zu akzeptablen Preisen zu entwickeln.

DANKSAGUNG

Vor allem danken wir unseren Eltern, Myriam, Lucie, Philippe und Jean-Marc, die an uns glaubten und uns vom ersten Tag an unterstützten.

Wir danken allen Menschen in unseren Ateliers für ihre Kenntnisse und ihren Einsatz. Danke an Monique, Sylva, Roger, Milo, Haq, Labib, Valérie und Gloria – dieses Buch ist euch gewidmet. Und Dank an Franck, ohne ihn wäre das Buch nicht möglich gewesen!

Vielen Dank auch an Kamile, die uns in unserem verrückten Abenteuer gefolgt ist.

Dank an die zaubernden Finger unser künstlerischen Crew: Clément, Armelle und Betty sowie die Models Anna, Armelle, Audrey, Bérengère, Garance, Julie, Marie-Clotilde, Salma und die beiden Sarahs für ihre Schönheit und den geradezu mythischen Einsatz ihrer Mähnen.

Ein Danke für ihr Vertrauen geht an Maïwenn, Rosemarie und Fanny von den Éditions Marabout.

Und schließlich MERCI an die Vielzahl wohlwollender Menschen, die nicht aufhörten, uns zu unterstützen und uns Mut zu machen. Sie werden sich wiedererkennen!

Sky is the limit!

ISBN 978-3-8094-3669-0

1. Auflage
© 2016 by Bassermann Verlag, einem Unternehmen der
Verlagsgruppe Random House GmbH, Neumarkter Str. 28, 81673 München
Copyright © 2014 by Hachette Livre (Marabout)

Die französische Originalausgabe erschien
erstmals 2014 unter dem Titel *Headbands – Secrets de Coiffures*

Assistante photo : Célestine Gonzalez
Conception graphique : M/B.
Illustrations : Rodéric Doan, roderic.doan.free.fr
Photographies pages 12-15 et 124-125 : © Adéli Paris

Projektkoordination dieser Ausgabe: Dr. Margit Roth
Umschlaggestaltung: Atelier Versen, Bad Aibling
Übersetzung: Gabriele Hoffmann, München
Redaktion und Producing: Dr. Alex Klubertanz, Garmisch-Partenkirchen
Herstellung: Elke Cramer
Druck und Bindung: Alcione, Lavis (Trento)
Printed in Italy

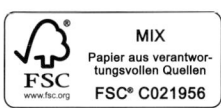

Verlagsgruppe Random House FSC® N001967

30 verführerische Rezepte

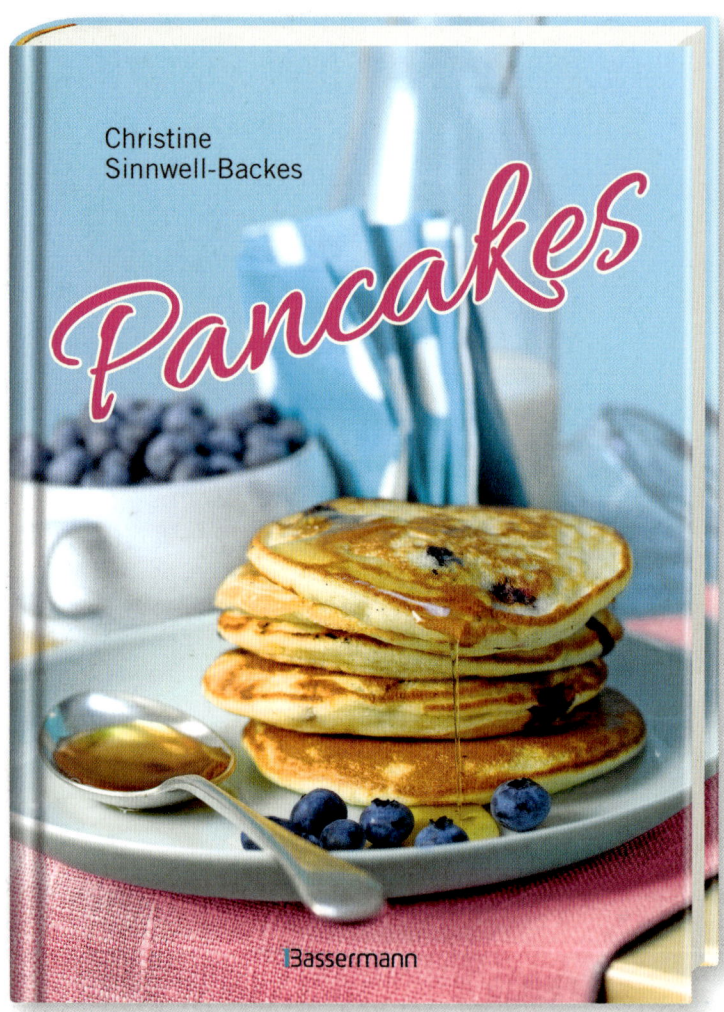

Christine
Sinnwell-Backes

Pancakes

Bassermann

80 Seiten, durchgehend bebildert
ISBN 978-3-8094-3614-0

Sie sind rund, etwas dicklich, ca. 10 cm groß und dabei sensationell
fluffig und köstlich. Pancakes gibt es in vielen Geschmacksrichtungen:
fruchtig, vanillig, schokoladig, würzig, pikant … mit und ohne Sauce.
Ein Traum, nicht nur für Frühstücksfans. Als besonderes Extra gibt
es QR-Codes und Links zu Videos, die zeigen, wie aus einfachem
Pancake-Teig tolle, essbare Bilder werden.

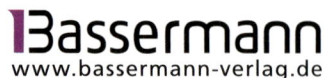

www.bassermann-verlag.de

Besuchen Sie uns
auch auf

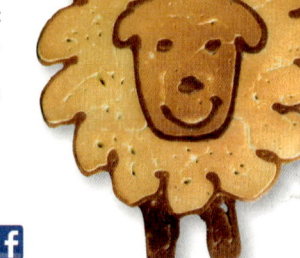